On distingue encore les maladies en *aiguës* et en *chroniques* : les premières sont des maladies dont les *périodes sont courtes* et bien tranchées, et qui se terminent ordinairement par la guérison ou par la mort après un temps qui varie entre quelques heures et quelques semaines. Les secondes, au contraire, sont d'une très-longue durée. Elles ont aussi des périodes, mais elles sont longues et peu tranchées ; elles se terminent rarement par la guérison, principalement à cause du peu de persévérance des malades à suivre le traitement qui leur est applicable : aussi elles s'accompagnent presque toujours de lésion organique.

MALADIES AIGUES FÉBRILES.

135. La plupart des maladies aiguës fébriles sont l'effet d'un principe hétérogène et inassimilable introduit ou retenu dans l'organisme, et qui doit en être expulsé. Pour arriver à l'expulsion de ce principe, la NATURE MÉDICATRICE provoque une *réaction générale* par l'ensemble des grandes fonctions, réaction qui n'est autre que la FIÈVRE.

Les maladies fébriles ont une marche particulière, qui se compose de quatre périodes bien tranchées. Il est important que le malade connaisse aussi bien que le médecin la marche naturelle des fièvres, afin qu'il puisse facilement apprécier l'importance des conseils qui se rapportent à chacune de ces périodes.

Ire PÉRIODE. — *Incubation, Prodromes.*

Dans cette période, la maladie n'est encore dans l'organisme qu'à l'état latent ; elle n'y est, pour ainsi dire, qu'en germe et prête à se développer ; car, comme nous venons de le dire, c'est un principe hétérogène qui circule avec le sang, et qui, par sa présence hostile dans l'économie, va provoquer une réaction générale de la part de l'organisme. Dans cette période, l'homme est seulement souffrant, et cet état de souffrance se traduit par des malaises généraux qui, le plus souvent, n'indiquent pas encore quelle sera la maladie ni quel sera l'organe atteint. Ces malaises sont ordinairement des symptômes nerveux, tels que des frissons ou des horripilations, des spasmes et des douleurs vagues, un sentiment de courbature ou de lassitude générale, des maux de tête, des maux de cœur et même des vomissements.

IIe PÉRIODE. — *Invasion et Augmentation.*

Après quelques jours ou même seulement quelques heures depuis l'apparition des symptômes précurseurs que nous venons d'indiquer la fièvre survient. Le plus souvent elle débute par un frisson intense bientôt suivi d'une chaleur ardente, puis elle va porter son action sur l'organe prédisposé à la recevoir. C'est en général l'organe le plus faible de l'économie. Cette faiblesse relative qui agit comme cause prédisposante vient: 1° d'une cause originelle et héréditaire : ainsi, par exemple, chez certains sujets ce sont les poumons; 2° c'est une faiblesse acquise par un excès dans l'exercice fonctionnel d'un organe important, tel que l'appareil respiratoire chez les orateurs et les chanteurs. Elle peut provenir de maladies antérieures qui ont déjà porté atteinte à la résistance vitale d'un organe : c'est ainsi qu'une première inflammation de poitrine prédispose à une seconde attaque de la même maladie, et il est beaucoup de personnes qui éprouvent par cette cause la même maladie tous les ans à la même époque, lorsqu'elles n'ont pas le soin de la prévenir. Enfin, elle peut encore tenir aux habitudes, au genre de vie, aux professions, au tempérament, au climat, aux saisons, etc. C'est ainsi que le tempérament bilieux et les habitudes gastronomiques prédisposent singulièrement aux fièvres muqueuses ou bilieuses et aux inflammations du tube digestif.

Cette période est caractérisée par la fièvre, par la douleur et par l'inflammation qui envahit les organes. Alors toutes les fonctions organiques sont troublées ou dérangées; la circulation est accélérée; la respiration est plus ou moins gênée, et le trouble du système nerveux se traduit par l'état de malaise ou de souffrance générale. L'appétit est éteint, les fonctions nutritives sont tout à fait suspendues; les fonctions dépuratrices sont supprimées. Ainsi la peau est sèche et brûlante, elle ne transpire plus; les urines sont rendues en petite quantité et leur nature est changée. Alors on voit apparaître successivement une foule de symptômes qui sont pour le médecin le guide qui l'éclaire dans la direction qu'il doit suivre pour aider la nature médicatrice à triompher de la maladie.

Dans cette seconde période, lorsque la maladie n'est pas combattue, elle tend incessamment à s'accroître et par conséquent à menacer la vie. Sa durée ordinaire varie beaucoup, mais elle suit en général des périodes assez fixes entre le septième, le quatorzième et le vingt et unième jour. Elle prépare la période suivante, qui est la plus importante à connaître, parce qu'elle est la plus grave et aussi la plus décisive.

IIIe PÉRIODE. — *Summum, Crise, Évacuation.*

Dans cette période, la nature médicatrice bien secondée et favorisée atténue peu à peu l'activité du principe morbifique, et elle se prépare à l'expulser. C'est un moment de lutte et de combat entre la nature et la maladie : aussi, à ce moment les malades se trouvent toujours plus mal, et c'est cette crise qui décide du salut ou de la perte du malade. Il s'opère alors dans l'organisme un travail que les anciens avaient désigné sous le nom de coction, et le principe morbifique est poussé vers l'un ou vers l'autre des organes dépurateurs, souvent même à la fois vers plusieurs de ces organes et sous l'influence de la force vitale, qui agit alors comme force dépuratrice. Ils éliminent au dehors le principe morbifique, agent essentiel de la maladie.

Ce mouvement de la nature triomphante s'appelle une bonne crise ; mais la crise peut être complète ou incomplète. Elle est complète lorsque la totalité du principe morbifique est expulsée ; elle est incomplète lorsqu'il n'y en a qu'une partie. Dans le premier cas, le malade entre franchement en convalescence ; dans le second, son état est seulement amélioré, et il faut de nouvelles crises, c'est-à-dire de nouvelles évacuations, pour opérer la guérison. Cette circonstance prépare des rechutes et fait traîner la maladie en longueur. Dans les maladies aiguës fébriles, les crises ont lieu en général le septième, le neuvième, le douzième, le quatorzième, le vingtième ou vingt et unième ou le vingt-septième jour à partir de l'invasion. Les malades doivent alors s'observer et suivre exactement les conseils qui leur sont donnés à cette occasion.

IVe PÉRIODE. -- *Convalescence.*

C'est la période de réparation : alors l'organisme, délivré de la cause de la maladie, rentre dans le calme. Ce calme se traduit pour le malade par un sentiment de bien-être général, qui succède à la disparition de la fièvre et des symptômes de la maladie. Dans cette période, le malade doit réparer les forces qu'il a perdues pendant le travail de la réaction et de l'élaboration fébrile.

Nous allons maintenant indiquer la manière dont le malade doit se gouverner dans chacune des périodes d'une maladie fébrile.

CONSEILS HYGIÉNIQUES D'APRÈS LES PÉRIODES.

136. Les conseils que nous allons donner aux malades atteints par la fièvre ne sont pas autres que ceux qui sont tous les jours donnés par les médecins à leurs malades ; c'est pour faire sentir à ces derniers toute l'importance qu'il y a pour eux à les suivre exactement que nous allons les placer ici, car de là dépend leur guérison, tandis que le plus souvent la mort n'est que la conséquence de l'oubli ou de la transgression de ces préceptes.

1re *période*. — Lorsqu'on éprouve les symptômes précurseurs d'une maladie fébrile, ce que l'on a de mieux à faire, c'est de se mettre au lit et à la diète ; en attendant que le médecin soit arrivé, il faut prendre des boissons délayantes légèrement sucrées, telles que de l'eau sucrée simple ou aromatisée avec l'eau de fleurs d'oranger, l'infusion de tilleul, celle de bourrache ou la décoction d'orge. Ces tisanes, jointes au repos, à la chaleur et à la diète, suffisent pour dissiper tous les malaises de cette première période, et pour favoriser la réaction.

Il ne faut pas s'attendre que le médecin puisse dire de suite quelle est la maladie qui va se développer ; il ne pourra le savoir que lorsque les symptômes se seront manifestés, et pour cela il faut souvent plusieurs jours.

Sa présence est néanmoins utile pour combattre les premiers accidents d'invasion, et diriger la nature médicatrice dès le début; car, par une application raisonnée des moyens actifs, tels que la saignée, les évacuants, etc., il soulage immédiatement le malade et il enlève de graves complications. On voit tous les jours l'omission d'un moyen utile et opportun au début de la maladie être souvent la cause de la mort du malade.

Cependant il ne faudrait pas croire que le médecin ne fait rien dans l'intérêt du malade lorsqu'il n'emploie pas dès le début des moyens actifs, tels que la saignée ou les évacuants; avant de les prescrire, il doit attendre les indications qui en motivent l'emploi. La médecine expectante qu'il fait alors est souvent la plus favorable et la plus utile, car il remplit cet important précepte du père de la médecine : *Tout l'art du médecin consiste à soulager et à ne pas nuire.* D'ailleurs, il arrive assez souvent que la nature médicatrice évacue dès le début le principe de la fièvre, et dans ce cas la maladie n'a pas lieu; c'est ainsi que la sueur ou la diarrhée opèrent souvent cet effet (voy. *Indispositions*, 140).

2⁰ *période.* — Cette période comprend, comme nous l'avons dit, plusieurs jours et même plusieurs semaines. C'est un temps de lutte entre le principe morbifique ou hétérogène en circulation avec le sang et la force vitale qui tend à le détruire et à l'expulser.

Pendant toute sa durée, le malade qui tient à recouvrer la santé doit bien se garder de rien faire qui puisse troubler les opérations de la nature médicatrice ou épuiser ses forces; car s'il comprend bien sa position, il saura les ménager pour le moment décisif de la crise. Ainsi il se tiendra couvert, gardera autant que possible la position horizontale, et il suivra exactement les prescriptions de son médecin.

Mais la prescription la plus importante et que le médecin fait toujours, c'est la *diète*. Peu de malades, surtout parmi la classe ouvrière et les gens de la campagne, sentent bien l'importance de ce conseil, et beaucoup prennent, par l'avis des commères, des bouillons et même des soupes, croyant par là se soutenir et se fortifier. Ils se trompent étrangement, car l'aliment, même léger, pris pendant la fièvre ou pendant le travail d'une inflammation, aggrave toujours la position du malade, et l'expose souvent à la mort. Il est facile de comprendre, pour peu que l'on veuille y réfléchir, que la nature ne peut pas faire deux choses à la fois; elle ne peut pas opérer, d'une part, l'élaboration du principe de la maladie, et de l'autre, l'élaboration de l'aliment; il y a toujours un travail qui détruit l'autre; et manger avec la fièvre, c'est rompre l'harmonie de la réaction vitale, c'est troubler la nature, c'est s'exposer à la mort.

3e *période*. — C'est le moment décisif pour le salut ou pour la perte du malade. Ainsi, lorsque le mouvement critique s'opère dans de bonnes conditions, lorsqu'il s'accompagne de bons signes, et qu'il tend à l'expulsion par la voie des organes dépurateurs, tels que la peau, les reins ou les intestins; si alors il survient des sueurs ou des urines critiques, ou bien encore une diarrhée qui enlèvent *complétement* le principe de la maladie, *le malade est sauvé*.

Mais lorsque, au contraire, la nature manque de forces, lorsqu'elle est impuissante pour éliminer ou pour expulser, le mouvement critique s'accompagne alors de mauvais symptômes, et au lieu de diriger le principe morbifique vers les organes dépurateurs, la nature fait fausse route et elle le porte vers des organes importants à la vie. Ce mouvement vicieux, qui s'observe souvent dans les maladies aiguës, est connu des médecins sous le nom de *métastase*. Il est presque toujours mortel.

Cependant, quoique le mouvement critique se fasse vers les organes dépurateurs, il arrive souvent que l'élimination ne s'opère pas totalement : alors *la crise est incomplète*, et le malade est seulement soulagé. Cet état prépare des rechutes et des longueurs. Il arrive encore souvent que le principe morbifique vient former sous la peau des dépôts ou des *abcès* qui s'ouvrent à l'extérieur; ce mode de terminaison, quoique plus long, est encore assez favorable.

C'est surtout dans cette période que nous unissons nos efforts à ceux des médecins pour recommander aux malades la plus grande prudence; car, à ce moment suprême, le moindre écart de régime et la moindre imprudence peuvent lui faire perdre la vie. Le moindre inconvénient qui puisse en résulter, c'est de rendre la crise incomplète, et de préparer des rechutes et des longueurs souvent interminables. Ainsi prendre un aliment, même léger, un bouillon, par exemple, se lever ou même s'agiter dans son lit, une simple émotion, sont quelquefois des causes suffisantes pour troubler les opérations de la nature médicatrice, pour empêcher la crise et pour produire une métastase, ou bien pour la rendre incomplète et pour prolonger la maladie.

Combien de malades succombent ainsi par leur faute! Mais on se garde bien d'en faire connaître la cause, et le public ne manque pas de rejeter tout sur le médecin. C'est ainsi que l'homme dévoué au salut des malades, le vrai médecin, après avoir rempli dignement sa tâche et satisfait pleinement aux obligations de sa conscience, se voit chaque jour en butte à la mauvaise foi, au mensonge et à la calomnie. Ces traits blessent son cœur noble et bienfaisant, mais il n'en remplit pas moins son devoir à l'égard des autres malades; et lorsqu'il peut les sauver, il est encore heureux.

4ᵉ *période. — Soins particuliers pendant la convalescence.* — La convalescence est l'état transitoire entre la maladie et la santé : c'est le temps employé par la nature à la réparation des forces. Plus la maladie a été longue et grave, plus l'organisme a souffert, plus aussi il faut de précautions et de soins pour rétablir le malade.

La voie de réparation naturelle, c'est l'*alimentation*; mais c'est au médecin seul qu'il appartient de la diriger, car seul il peut apprécier l'état des forces digestives et juger de l'opportunité de donner ou de refuser l'aliment désiré par le malade; mais comme il arrive souvent que, lorsque les malades sont en bonne convalescence, leur médecin n'a pas toujours le temps de les visiter, et que dans ce cas les personnes qui gouvernent les malades ne sont pas aptes à diriger convenablement l'alimentation, nous allons indiquer comment se gouverne une convalescence, afin d'éclairer nos lecteurs et de garantir les malades de nouveaux accidents.

Régime des convalescents. — Dès le premier jour, c'est-à-dire lorsque la convalescence est bien établie, le médecin permet le bouillon de veau léger préparé avec 150 grammes de veau pour un litre et demi d'eau, réduite ensuite par l'ébullition; il convient de l'assaisonner de manière qu'il soit agréable au goût. Si le bouillon semble bon et qu'il passe bien, un ou deux jours après on en augmente la force et la quantité; on y ajoute même un quart de bœuf, puis moitié, et on permet un potage; s'il est bien digéré, on en permet deux le lendemain, puis trois. Lorsque les potages passent bien, c'est-à-dire qu'ils n'occasionnent pas de pesanteur à l'estomac, on permet un œuf à la coque ou un pot de crème simple ou aromatisée, et si la digestion s'accomplit bien, on permet le pain léger ou de gruau, mais en petite quantité, avec un peu de poisson à la friture. On passe ensuite au poulet, puis au veau rôti ou étuvé; mais il doit être bien cuit. En général, lorsque la maladie n'a pas été excessivement grave, le malade peut, à partir du cinquième ou du sixième jour, faire un repas léger au milieu du jour et prendre en plus trois potages. Pour les préparer, le bouillon aux herbes convient également, afin de varier le régime. Ce n'est guère que du dixième au quinzième jour qu'il peut faire deux repas par jour et se permettre les viandes de bœuf ou de mouton grillées ou rôties, car le bouilli est mal digéré par les convalescents; la viande, ayant perdu son suc, est plus réfractaire à l'action de l'estomac.

On conçoit que sous ce rapport il y a beaucoup d'exceptions : ainsi, il faut considérer l'âge du malade, la nature et la gravité de la maladie, sa durée et surtout l'épuisement qu'elle a occasionné. Toutes ces circonstances apportent dans le régime des convalescents de nombreuses modifications; mais le médecin a le soin de les indiquer dès le commencement; c'est ensuite aux garde-malades à en tenir compte.

Boisson des convalescents. — Dès le premier jour d'une convalescence bien établie, on peut permettre l'eau rougie seulement avec une cuillerée de vin dans un verre d'eau légèrement sucrée, et répéter cette dose trois ou quatre fois par jour; puis on augmente la quantité de vin graduellement, à mesure que les forces le permettent, jusqu'à ce qu'on soit arrivé à la donner avec un quart ou un tiers de vin ; mais ce ne doit pas être avant le dixième ou le quinzième jour. Il convient de ne pas dépasser cette dose comme boisson ordinaire, mais on doit choisir le vin de Bordeaux de bonne qualité, déjà vieux de plusieurs années (101).

Le lait est en général un mauvais aliment pour les convalescents ; car, le plus souvent, il les débilite au lieu de relever leurs forces ; on le voit même souvent produire des rechutes, et jeter l'estomac dans une atonie telle, qu'on a ensuite beaucoup de peine à rétablir l'appétit et les digestions (100).

Il arrive fort souvent, au début de la convalescence des maladies graves, que l'appétit se fait vivement sentir. On doit bien se garder de satisfaire ce besoin pressant ; il a sa source dans le besoin impérieux de la réparation générale de l'organisme ; mais, comme l'estomac a beaucoup souffert, il n'est pas en mesure de suffire à une digestion en rapport avec cet appétit exagéré. Voilà pourquoi l'indigestion est toujours la conséquence immédiate d'une alimentation qui dépasse les forces digestives. Aussi, l'aliment pris mal à propos brise-t-il aussitôt les forces générales, et il peut ainsi porter une atteinte immédiate et directe au principe vital et l'éteindre dans sa source, c'est-à-dire au foyer du système nerveux ganglionnaire (5). Il n'est pas de médecin qui n'ait eu souvent encore à déplorer pour cette cause la perte de malades qu'il avait sauvés. Dans la convalescence des maladies ordinaires, lorsque l'alimentation dépasse les forces digestives, elle produit ordinairement de mauvaises digestions et provoque la diarrhée, qui s'oppose au retour des forces.

Lever des convalescents. — Dans la convalescence des maladies graves et longues, la moindre fatigue épuise rapidement les forces, et lever le malade est pour lui une grande fatigue. Aussi voit-on souvent des convalescents tomber en défaillance au premier lever. Voici, à cet égard, la meilleure marche à suivre. Dès le premier jour, si le malade éprouve le besoin de changer de linge, on peut, sans inconvénient, lui donner du linge blanc avec les précautions convenables ; mais, en général, il faut attendre un jour ou deux pour le changer de lit, afin qu'il puisse réparer assez de forces pour supporter ce changement. Il doit être transporté d'un lit dans un autre, et l'on doit l'y laisser et ne répéter ce changement que tous les deux jours. On doit toujours donner du linge blanc aux convalescents, il favorise singulièrement leur rétablissement ; on aura soin seulement de chauffer leur lit. Pendant les premiers jours, on doit élever la tête du malade sur les oreillers pour l'accoutumer à supporter peu à peu la position verticale. Lorsqu'il est arrivé à rester pendant un certain temps dans la position demi-assise, on le lève et on le place dans un fauteuil pendant un quart d'heure ou une demi-heure ; ceci ne peut guère avoir lieu que du cinquième au huitième jour. Lorsqu'il s'en trouve bien, on renouvelle le lever tous les jours, en lui faisant gagner chaque fois un peu de temps, jusqu'à ce qu'il soit arrivé à se tenir levé pendant deux à trois heures ; alors on le lève deux fois par jour, et il essaie de faire quelques pas en s'appuyant sur le bras de quelqu'un, et, s'il fait beau temps, on lui fait un peu respirer l'air extérieur. C'est alors qu'on le voit, sous la bienfaisante influence de l'air pur, reprendre promptement ses forces (77). Cependant les convalescents ne doivent pas attendre que la fatigue se fasse sentir pour se remettre au lit ; car l'épuisement est facile, et la réparation se fait alors difficilement. La fatigue peut même **ramener la fièvre.**

En général, dans les premiers temps d'une convalescence, les malades digèrent mieux couchés que levés, parce qu'alors l'estomac n'a pas trop de toutes les forces disponibles de l'économie pour opérer la digestion.

Il est aussi très-important de veiller à la liberté du ventre, et de favoriser l'évacuation par des lavements; mais on ne doit pas se permettre d'administrer des purgatifs sans l'avis du médecin, car on exposerait les malades à une rechute.

DE LA NATURE MÉDICATRICE.

137. D'après ce que nous venons de dire sur la marche naturelle des maladies fébriles et inflammatoires, il est facile de voir que c'est la nature qui guérit ces maladies; *que l'art ne doit être ici que son auxiliaire, et le médecin son interprète et son ministre.*

Cette vérité fondamentale de l'art de guérir a été bien comprise et bien fécondée par le génie sublime d'Hippocrate il y a plus de deux mille ans. On la trouve consignée et développée à chaque page dans ses œuvres immortelles en traits ineffaçables, pour servir à l'enseignement des médecins de tous les siècles.

L'observation seule des lois qui régissent l'économie humaine constitue le vrai médecin; car, pour apprendre l'art de guérir, il doit chaque jour beaucoup observer et lire souvent dans le grand livre de la nature.

Quelle est donc cette nature médicatrice? Quels sont ses attributs et ses lois? C'est une étincelle de ce feu inné que le Créateur a placé dans chaque organisme, c'est la FORCE VITALE ELLE-MÊME.

Nous avons dit dans la première partie de cet ouvrage (17) que la force vitale est conservatrice dans l'état de santé, et qu'elle est médicatrice dans l'état de maladie; que cette force n'est autre que la résistance vitale dont chaque organisme est doué, en vertu de laquelle il peut opposer aux causes physiques et aux agents délétères une réaction régulière et soutenue, par le moyen de laquelle la vie se conserve, se soutient et se rétablit même lorsqu'elle est menacée ou attaquée. Nous avons déjà donné à ce sujet des notions qui se rapportent aux phénomènes de la vie dans l'état de santé; il nous reste pour compléter son étude à l'étudier sous le rapport de la maladie.

Lorsqu'un principe septique ou délétère ou tout simplement étranger ou hétérogène au sang a pénétré dans le torrent de la circulation par l'une ou par l'autre des voies ouvertes à son absorption (la peau ou les membranes muqueuses digestive ou pulmonaire), il circule avec le sang, et à l'instant même il va porter son action délétère sur les centres nerveux, dans lesquels il tend à éteindre le foyer de la vie. Mais la force vitale, comme une sentinelle attentive et vigilante, éveille aussitôt des sympathies organiques nombreuses et provoque par leur ensemble une réaction générale de tous systèmes et appareils organiques capables de concourir à l'expulsion de ce principe inassimilable. La fièvre s'allume et se développe, et la fièvre est le moyen ou l'agent dépurateur par excellence.

On comprend dès lors qu'il n'est pas au pouvoir du médecin d'enrayer la marche d'une fièvre de ce genre. Ce qu'il peut faire dans l'intérêt du malade, c'est de la modérer et de la gouverner, car la force vitale est une force aveugle, et le médecin représente, lui, la force intelligente appelée à la diriger, pour le salut du malade, autant qu'elle est accessible aux ressources de l'art.

Influence de la nature du principe morbifique sur la marche et l'issue des maladies. — La force de résistance vitale n'existe pas au même degré dans toutes les fièvres, car elle présente de nombreuses différences, depuis la fièvre inflammatoire franche et régulière et modérée jusqu'à la fièvre typhoïde maligne. Tous les médecins savent parfaitement apprécier cette différence, et il sera très-facile aux personnes étrangères à la médecine de s'en rendre compte. Ainsi la suppression brusque de la transpiration détermine une fièvre inflammatoire qui peut bien se compliquer d'une inflammation de la plèvre ou des poumons ; mais elle offre en général une marche régulière et franche, et dans un organisme bien constitué, elle est ordinairement sans danger lorsqu'elle est convenablement combattue, tandis que la fièvre typhoïde grave est toujours très-dangereuse, parce que le principe septique qui la produit porte atteinte au principe même de la vie dans sa source primitive et essentielle, le système nerveux ganglionnaire ou viscéral (5). Voilà pourquoi dans ces fièvres la réaction est violente et désordonnée, pourquoi elle est si souvent impuissante, pourquoi ces maladies offrent si souvent une marche irrégulière, sans périodes fixes et sans crises salutaires, pourquoi, enfin, elles sont malignes et si souvent mortelles. Ce que nous venons de dire de la fièvre typhoïde s'applique, à plus forte raison encore, aux maladies terribles qui surgissent dans l'organisme par suite de l'absorption du virus de la rage, de celui de la peste et du principe délétère du choléra indien.

Ainsi, en thèse générale, on peut dire que plus le principe ou stimulus morbifique est hétérogène ou étranger au sang, plus aussi il est délétère et par conséquent ennemi de la vie, et, d'une autre part, plus il est délétère et antivital, plus la résistance vitale est sidérée ou frappée d'impuissance, et plus aussi les forces radicales de la vie sont rapidement détruites.

Ceci explique pourquoi dans les maladies graves la

nature médicatrice est si souvent réduite à l'impuissance, malgré les soins éclairés et les plus assidus du médecin et ceux des personnes qui le secondent.

Cependant tous les malades frappés par les agents morbifiques délétères et antivitaux ne sont pas voués à une mort certaine. Quelques-uns, sur un grand nombre, ont le bonheur d'échapper à la contagion de la peste, au principe mortifère du choléra indien, et quelquefois même à l'inoculation du virus rabique. Ils doivent la vie alors, en grande partie du moins, à la vigueur primitive et acquise de leur constitution (30) et à l'énergie de leur résistance vitale, qui laisse quelquefois s'épuiser l'action de la cause délétère avant que de s'épuiser elle-même. On voit alors surgir la vie comme du sein de la mort même. Le flambeau de la vie presque éteint s'est ranimé, et ces malades ont paru sortir comme des profondeurs d'un tombeau. C'est ainsi que certains malades, laissés et abandonnés comme morts dans certaines épidémies de peste ou de choléra, ont recouvré la vie et la santé comme par un miracle. Ces faits, quoique rares, sont bien de nature à soulever le voile de l'incrédulité, et à arracher de l'esprit humain jusqu'aux dernières traces du matérialisme.

Influence des causes débilitantes. — Cependant l'influence délétère des agents morbifiques n'est pas la seule cause qui affaiblisse la résistance vitale; nous avons déjà indiqué comme causes agissant dans le même sens (113) la constitution originelle vicieuse, l'âge et les infirmités de la vieillesse, les vices et virus acquis, tels que la syphilis, le scorbut, les excès et les causes débilitantes en tout genre (114 et suivants). Nous avons encore à signaler chez les malades l'épuisement qui résulte, d'une part, de l'abus des saignées et des purgatifs administrés sans réserve, et, de l'autre, les pertes de sang et les évacuations spontanées produites par la nature elle-même.

Influence des peines morales. — Cette cause, si commune de nos jours, exerce sur la marche des maladies une influence des plus pernicieuses, et elle est peut-être de toutes la plus ignorée; le médecin le plus habile ne peut souvent la pénétrer à travers le voile qui la cache à ses yeux; il n'est peut-être pas de fièvres graves dans lesquelles on ne rencontre cette fâcheuse complication. Pour être inconnue, elle n'en est pas moins réelle; et parmi les causes débilitantes qui affaiblissent la résistance vitale dans les maladies, il n'en est pas dont l'action soit plus meurtrière que les chagrins et les peines concentrées.

Cependant il est des cas dans lesquels la nature médicatrice déploie toutes ses ressources, et elles sont quelquefois inépuisables; car il arrive encore assez souvent que, malgré les remèdes les plus contre-indiqués, malgré l'erreur de celui qui devrait être son interprète et son guide, malgré l'incurie et l'ignorance des garde-malades, malgré les imprudences et les écarts de régime du malade lui-même, malgré, dis-je, tous ces obstacles, elle triomphe encore contre toute espérance!

Ceci prouve qu'il ne faut jamais désespérer d'un malade, et que le vieil adage : *Où il y a de la vie il y a de l'espoir*, n'est pas toujours sans fondement. Pour expliquer ce fait, nous pensons, avec la généralité des médecins, qu'il y a dans les maladies graves suscitées par un agent délétère un moment décisif; la maladie qui, parvenue à ce point, n'éteint pas la vie, décline, elle est vaincue! Le moment de cette lutte est admirable!! Ces cas ne sont pas encore très-rares; ils sont bien capables de soutenir l'espérance du médecin et l'espoir des familles, et de les pénétrer de confiance et d'admiration dans celui qui dirige la nature pour le salut du malade.

Maintenant, si nous portons un coup d'œil rétrospectif sur les beautés de la science médicale que nous venons d'esquisser, nous resterons convaincus :

1° Qu'il est des maladies si graves par la nature même du principe qui les produit qu'elles sont absolument au-dessus des ressources de l'art. Dans ces maladies les médecins échouent le plus souvent, quoi qu'ils fassent pour sauver leurs malades;

2° Qu'il est des causes morales, souvent même ignorées, qui exercent dans les maladies graves une action pernicieuse, et contre lesquelles l'art de la médecine est encore impuissant;

3° Qu'il est quelques cas de maladies très-graves dans lesquelles, lorsque tout est en apparence désespéré, et qu'on croit le malade perdu sans ressource, on le voit revenir à la vie et à la santé par le bienfait de la nature médicatrice.

De ces faits nous concluons :

1° Qu'on ne doit jamais en vouloir à un médecin lorsqu'il vient à perdre un malade atteint de l'une ou de l'autre des maladies graves dont nous venons de parler;

2° Que le médecin a quelquefois raison d'espérer contre toute espérance, et qu'on ne doit pas lui en vouloir de tenter encore des moyens de guérison dans des cas en apparence désespérés; car, quand le succès ne répondrait qu'une fois sur cent à son attente, ses efforts seraient suffisamment motivés [1].

---

[1] Nous venons de passer en revue les notions relatives à la maladie, à la nature médicatrice et à la doctrine des crises dans ce qu'elles ont d'important à connaître pour éclairer les personnes étrangères à l'art de guérir; mais le médecin, pour en faire d'utiles applications aux malades, doit pousser beaucoup plus loin leur étude.

NOTIONS SUR LA FIÈVRE.

138. Nous adoptons, avec le plus grand nombre des médecins, comme définition de la fièvre : une réaction générale de l'organisme contre une cause ou principe morbifique circulant avec le sang, et qui a pour but d'en provoquer l'expulsion. Cette définition s'applique parfaitement à toutes les fièvres qui ne sont pas symptomatiques.

Ses caractères. — La fièvre est caractérisée par une élévation notable de la chaleur de la peau et par l'élévation du pouls. Ainsi le malade qui a la fièvre a la peau chaude, sèche, brûlante, âcre et comme mordicante à la main qui la touche. Le pouls est en même temps plus fort, plus plein et surtout plus fréquent qu'à l'état normal ou de santé. Chez l'adulte il marque depuis 80 jusqu'à 120, 130, 140, 150 et même 160 pulsations à la minute.

Signes du danger d'après l'état du pouls. — Il est à remarquer qu'à mesure que le pouls augmente de fréquence il perd en même temps de sa force et de sa régularité, c'est ainsi que lorsqu'il est arrivé à donner 140 et 150 pulsations, il est si petit qu'on peut à peine le compter; c'est le pouls vermiculaire des auteurs. Ainsi plus le pouls est petit et irrégulier plus aussi la résistance vitale s'affaiblit dans l'organisme fébricitant, et plus par conséquent le danger devient grand; de telle sorte qu'on peut dire en thèse générale que, lorsque le pouls est tombé à 150, le malade est presque sans espoir. Cependant plus le sujet est jeune, plus il a de chances de se rétablir; car le pouls normal de l'enfant jusqu'à deux ans s'élève à 90 ou 100 pulsations.

Autres signes indicateurs du danger. — Lorsque le pouls est irrégulier, vermiculaire ou filiforme, si l'on voit s'ajouter de mauvais symptômes, tels que l'anxiété, l'agitation, le délire, les mouvements convulsifs, les soubresauts dans les poignets, lorsque les traits sont profondément altérés et décomposés, lorsque les yeux ont perdu leur éclat et qu'ils sont comme éteints, lorsque enfin la parole est faible et inintelligible, on peut affirmer, sans crainte de se tromper, que le malade est près de sa fin. On ne doit jamais attendre qu'il soit arrivé à ce point extrême pour lui faire régler ses affaires importantes, car alors il n'en est souvent plus temps.

Signes indicateurs du retour à la santé. — Dans toute fièvre essentielle ou générale, lorsque la peau, après avoir été sèche, brûlante et comme mordicante au toucher, devient souple, douce et halitueuse et un peu humide, la fièvre décroît et le mieux se fait sentir. Si alors le pouls se relève et qu'il prenne de la force en même temps qu'il perd de sa fréquence; si, de plus, on observe dans les urines des signes de coction, c'est-à-dire lorsque après avoir été troubles et comme briquetées elles déposent au fond du vase un sédiment d'un blanc jaunâtre, qui ressemble à du pus léger, lequel se sépare parfaitement du corps de l'urine lorsqu'elle est refroidie; lors donc qu'on observe tous ces signes, on peut dire que la position du malade est très-bonne. Lorsque enfin à ces bons signes on voit s'ajouter les suivants : si le facies ou le visage devient bon, si le teint s'éclaircit et devient frais, si les yeux s'animent et que la parole devienne forte et bien accentuée, et, en un mot, si le malade ressent en lui un bien-être général, on peut dire sans crainte qu'il est **sauvé, pourvu qu'il ne fasse pas d'imprudences graves.**

DE LA FIÈVRE MALIGNE.

139. Qu'est-ce qu'une fièvre maligne? C'est une maladie qui tue sans qu'on s'en doute. Plusieurs espèces de fièvres peuvent présenter les caractères de la malignité. Celles dans lesquelles on l'observe le plus souvent sont: la fièvre intermittente devenue pernicieuse, la miliaire, la fièvre typhoïde, la scarlatine et la variole.

Le caractère de la malignité dans ces fièvres, c'est d'emporter le malade vers le déclin d'un redoublement, et quelquefois même vers l'époque de la convalescence, et cela, le plus souvent, sans présenter à l'observation du médecin ou des assistants aucun signe ou symptôme qui puisse faire prévoir cette issue funeste. Aussi le célèbre Tissot a-t-il admirablement comparé la fièvre maligne à un chien qui mord sans aboyer.

A quelle cause faut-il donc attribuer la MALIGNITÉ dans les maladies? D'après ce que nous avons dit précédemment, il est évident qu'elle tient AU DÉFAUT DE LA RÉSISTANCE VITALE, qui s'épuise et s'éteint facilement chez certains sujets; chez eux, les forces radicales du principe vital sont résolues ou détruites, selon l'heureuse expression de Barthez, et elles ne se réparent plus. Alors les grandes fonctions (*vitales*) tombent subitement dans le collapsus ou l'affaissement, parce que la force vitale fait défaut directement et immédiatement. Donc le siége de la malignité réside dans le système nerveux viscéral ou ganglionnaire (5); car, comme nous l'avons dit, c'est en lui que réside le foyer de la vie.

Les causes de la malignité ne sont pas toutes connues. Il nous paraît tout à fait à propos de les indiquer ici, afin que nos lecteurs, instruits par l'expérience de nos devanciers, puissent se garantir autant que possible des dangers qu'elle entraîne à sa suite. Les principales sont :

1° Une disposition particulière et originelle qui, dans certaines organisations, ne permet pas une réaction régulière, énergique et soutenue ;

2° Certaines épidémies présentent pour caractère spécial la malignité, comme on l'observe dans la miliaire, la peste, le choléra indien, etc. ;

3° Les passions tristes et dépressives, les chagrins et les peines concentrés la favorisent et la développent souvent, comme cela arrive dans la fièvre typhoïde ;

4° L'épuisement des forces qui a précédé l'invasion d'une maladie fébrile. Ainsi cet épuisement peut être produit par des excès débilitants, surtout s'ils sont faits plusieurs à la fois, et de plus lorsqu'ils ont été réitérés, comme à la suite des orgies, de la débauche, ou bien encore il peut être la conséquence de travaux excessifs entrepris pendant les chaleurs de l'été, sans raison comme sans mesure. Il en est de même des veilles de nuit lorsqu'elles sont trop souvent répétées ; les marches forcées et une alimentation insuffisante peuvent aussi la produire ;

5° Certaines causes énervantes produisent le même effet lorsqu'elles surviennent pendant le cours d'une maladie fébrile. C'est ainsi que les pertes de sang ou la saignée employée mal à propos ou d'une manière abusive ont souvent pour effet d'affaiblir la résistance vitale et de préparer les voies à la malignité. Il en est de même des pertes séminales, des sueurs profuses et excessives et des évacuations alvines (*diarrhée*) trop abondantes. Enfin, une impression morale très-forte, une indigestion occasionnée par un aliment donné mal à propos ont aussi pour effet d'anéantir subitement les forces radicales de la vie, et de produire immédiatement la malignité.

Il est rarement donné au médecin de prévoir la malignité dans les maladies; on ne la reconnaît le plus souvent que lorsqu'elle est arrivée. Ainsi le malade passe tout à coup de l'état le plus satisfaisant à l'agonie, et il meurt en deux ou trois heures; c'est ce qui s'observe surtout dans la miliaire, et si l'on fait l'autopsie des sujets qui ont ainsi succombé à une fièvre maligne, on ne trouve aucune lésion qui puisse expliquer la mort.

En général, dans les fièvres malignes, la mort arrive le plus souvent du troisième au cinquième jour, et, comme nous l'avons dit, il est impossible de la prévoir par aucun signe. Il y a dans ce cas quelque chose de surnaturel, un *divinum quid,* comme le disait Hippocrate, qu'il n'est pas toujours donné aux médecins même instruits de prévoir et par conséquent d'empêcher; car, en parlant d'un cas de ce genre dans son livre des épidémies, ce grand homme dit que le malade avait le pouls bon et les urines bonnes, et cependant qu'il mourut : *Pulsus bonus, urina bona; æger moritur.*

Le talent de savoir découvrir et de prévoir la malignité dans les maladies est un talent précieux, qui, comme le dit encore Hippocrate, commande le respect et l'admiration envers le médecin qui le possède. Mais, malheureusement pour la science et pour l'humanité, le public est un mauvais juge dans une science et un art, dont il prend souvent les plus grands bienfaits en mauvaise part, tandis que les plus grandes erreurs et même souvent les insuccès sont par lui préconisés à l'égal même du succès. C'est ainsi qu'il arrive souvent que le public imbu de préjugés détruit la réputation du médecin le plus habile, et que des malades ignorants ou prévenus payent souvent d'ingratitude le bienfait de la vie. Nous nous estimerons heureux si nous pouvons parvenir à épargner au noble cœur du médecin la douleur profonde qu'il ressent alors.

Le génie de la science médicale, Hippocrate, a donné, dans un aphorisme, il y a plus de deux mille ans, un moyen précieux pour ne pas se laisser surprendre par la fatalité des maladies malignes : *Si quid in morbis præter rationem eveniat, non fidendum.* En effet, il faut toujours, dans les maladies, se défier de ce qui s'écarte de la marche régulière de la nature, car la malignité, dit Sthal, est un délire ou une distraction de la force médicatrice ; elle a mille voies imprévues pour conduire à la mort.

Nous avons dit que la malignité se rencontre souvent dans certaines épidémies de fièvres typhoïdes et éruptives, et c'est alors principalement chez les jeunes gens et chez les hommes dans l'âge de consistance qu'on l'observe ; lors donc qu'on a quelques données à son sujet par la perte de quelques malades déjà frappés, alors la meilleure chose à faire, c'est de s'entendre avec le médecin, afin qu'il traite le malade comme s'il devait être atteint de la fièvre maligne.

DES INDISPOSITIONS.

Avant d'aborder le vaste champ des maladies particulières à chacun des âges, il nous a paru à propos de faire connaître deux ordres d'indispositions qui ne sont pas des maladies, mais qui peuvent y conduire. Dans le premier ordre rentrent les indispositions passagères et fugaces dans lesquelles la nature médicatrice se suffit toujours à elle-même. Dans le second, nous avons placé celles qui sont préventives et même curatives d'autres maladies. Elles sont encore dans beaucoup de cas un bienfait de la nature médicatrice ; on les a désignées sous le nom d'*affections spontanées*.

Premier ordre d'indispositions.

140. Dans cet ordre nous avons : la fièvre éphémère, les éruptions passagères et fugaces, le coryza, la diarrhée passagère et le rhumatisme.

1° *Fièvre éphémère*. — Vulgairement appelée fièvre de rancle, cette indisposition n'est autre qu'un accès de fièvre de douze, vingt-quatre ou trente-six heures de durée au plus, qui bien souvent se termine par une sueur après laquelle tout rentre dans l'ordre ; elle débute presque toujours par un frisson intense et par un malaise général qui paraît quelquefois, même au médecin, être le début d'une maladie grave. Dans tous les cas, la fièvre éphémère simule parfaitement l'invasion d'un premier accès de fièvre intermittente ; l'absence des abcès subséquents fait seule reconnaître qu'il n'y a pas de maladie à combattre.

La cause de la fièvre éphémère échappe presque toujours ; cependant on peut dire qu'elle vient le plus souvent d'un refroidissement ou d'une fatigue passagère, et qu'elle n'est autre qu'une réaction spontanée et légitime de l'organisme contre une cause légère ayant agi spontanément. Ici la nature médicatrice jouit de toute sa puissance, et elle enlève d'emblée la cause et l'effet.

Conseils. — Il faut se mettre au lit dès l'invasion de l'accès, car on ne gagne rien à vouloir lutter contre la fièvre ; c'est au contraire le moyen de prolonger la maladie et de faire de rien une maladie grave. Il faut prendre des boissons ou tisanes délayantes et légèrement sudorifiques (136), afin de favoriser la transpiration qui termine presque toujours ces accès de fièvre. Il suffit ensuite de se mettre à un régime léger et d'éviter la fatigue et le froid pendant deux ou trois jours.

2° *Éruptions passagères*. — Ces éruptions se développent toujours spontanément. Elles ne s'accompagnent le plus souvent ni de malaise ni de fièvre; elles se manifestent par une démangeaison et elles apparaissent sous des formes très-variées : le plus souvent ce sont des plaques élevées, rougeâtres, circonscrites, irrégulières, analogues aux piqûres d'orties (*urticaire*). D'autres fois il n'y a pas d'élevures et la peau est comme marbrée de plaques rouges (*rougeole*). Dans d'autres cas, la peau est d'un rouge écarlate et comme pointillée (*scarlatine*); on voit encore une forme d'éruption vésiculeuse ressemblant à la variole, c'est la *varicelle* ou la *varioloïde*. D'autres fois, enfin, ce sont comme de petites brûlures (*pemphigus*).

Toutes ces formes d'éruptions sont, en général, très-simples et très-bénignes, excepté, toutefois, la rougeole et la scarlatine, qui sont souvent plus graves. Elles disparaissent et reparaissent spontanément pour cesser complétement au bout de quelques jours. Leur disparition ne présente aucune gravité; elle est, par conséquent, sans danger. Ces éruptions fugaces ne s'accompagnent presque jamais de fièvre; c'est tout au plus s'il y a un léger accès au début, et tout est fini du quatrième au cinquième jour.

On les observe principalement chez les enfants, et leur présence n'apporte ordinairement aucun dérange- dans leur santé ni dans leurs habitudes; seulement, lorsque le temps est froid, nous conseillons de les garder à la chambre et de les vêtir plus chaudement. Ils doivent rester au lit lorsqu'il y a de la fièvre, et dans ce cas il sera prudent d'appeler un médecin.

3° *Diarrhée spontanée et passagère*. — Cette diarrhée, qui survient spontanément, peut être précédée et accompagnée de coliques, comme aussi elle peut se manifester sans douleur aucune ; sa durée ordinaire est de deux à sept jours. Elle survient sans cause apparente ; d'autres fois elle est occasionnée par une indigestion ou par un refroidissement, surtout des pieds. Quelques personnes y sont extrêmement sujettes sous l'influence de la plus légère cause. Elle est toujours utile à la santé, lorsqu'elle ne dure que quelques jours ; mais lorsqu'elle est trop abondante ou qu'elle dure trop longtemps, elle débilite et épuise les forces, elle fatigue les intestins et peut occasionner des accidents. Il est bon alors de consulter un médecin.

Conseils. — Pendant toute sa durée, il faut se *mettre au régime*, faire usage de bouillon préparé avec moitié bœuf et moitié veau, se contenter de potage, d'œufs ou de poisson. Les viandes légères conviennent également. On doit éviter les aliments relâchants, l'irrégularité dans les repas, et il faut se vêtir plus chaudement.

4° *Rhumatisme vague*. — Sous ce nom nous désignons des douleurs vagues, et le plus souvent lancinantes, qui se manifestent spontanément dans toutes les parties charnues du corps. Leur caractère, c'est d'être fugaces et erratiques, c'est-à-dire de se faire sentir tantôt dans un bras, tantôt dans une cuisse, dans une jambe, à la tête, à la poitrine, etc. Elles s'accompagnent quelquefois d'un accès de fièvre éphémère qui dure d'un à deux jours, puis tout disparaît et la santé n'en est même pas dérangée.

Les causes qui produisent ces douleurs vagues sont, comme celles de la fièvre éphémère, souvent inappréciables. Cependant elles sont le résultat d'une suppression de la transpiration ; elles décèlent dans l'organisme une prédisposition au rhumatisme, qui souvent finit par se déclarer.

Conseils. — Les conseils qui se rapportent à cette indisposition sont d'éviter le froid et l'humidité, de se vêtir plus chaudement et de prendre quelques tisanes diaphorétiques, telles que la tisane de bourrache ou de fleurs de sureau, pour provoquer une sueur; dans ce cas il faut se tenir au lit. Un bain est souvent très-utile, il soulage immédiatement.

Deuxième ordre d'indispositions ou maladies spontanées.

141. A cet ordre se rattachent les indispositions préventives ou curatives des maladies. Elles sont préventives lorsqu'elles préviennent leur développement; elles sont curatives lorsqu'elles se manifestent comme des crises, soit à la fin des maladies aiguës, soit comme mode de terminaison de certaines maladies nerveuses, et qu'elles maintiennent l'état de santé. Tel est, par exemple, l'apparition d'une dartre, d'un flux sanguin ou humoral.

Les détails dans lesquels nous allons entrer pourront peut-être paraître déplacés dans un ouvrage comme le nôtre. Mais, comme notre but est d'éclairer les personnes étrangères à la médecine sur leurs plus chers intérêts, c'est-à-dire ceux qui se rapportent à la santé, c'est ici le cas de le faire principalement; car il est une foule de personnes de tout âge et de tout sexe qui sont atteintes de ce genre d'affections et qui ne savent pas qu'elles portent en elles un germe de destruction et de mort. Cependant il est souvent facile d'empêcher ses ravages soit en prenant quelques précautions hygiéniques, soit par l'emploi de quelques moyens qui sont presque toujours conseillés par les médecins, mais pour lesquels la répugnance naturelle des malades est telle, qu'ils refusent presque toujours d'obtempérer à ces sages conseils.

Comme indispositions curatives ou préventives, nous avons les flux sanguins, les flux muqueux, certaines éruptions permanentes, les abcès, les dépôts, certains ulcères, les transpirations des aisselles, des aines et des pieds.

Mais il est un autre ordre d'affections spontanées qui, comme les précédentes, tiennent à un vice ou principe morbifique en circulation avec le sang, lequel n'est pas évacué ou poussé au dehors. Ce vice porte son action sur le système nerveux et principalement sur certains organes dont il trouble les fonctions; il produit alors des désordres ou lésions fonctionnelles très-variées et très-diverses dans leur forme, qui constituent une classe nombreuse de maladies très-différentes par leurs symptômes, mais identiques par leur cause, c'est-à-dire par la présence dans l'organisme d'un principe hétérogène et inassimilable.

Caractères. — Les caractères généraux de ce genre d'indispositions morbides sont :

1° De se développer spontanément et sans cause appréciable;

2° De disparaître et de se reproduire de même sans raison apparente;

3° D'affecter la forme intermittente sans périodicité, ni aucune régularité dans leur retour, excepté chez les femmes aux époques menstruelles;

4° De se transformer les unes dans les autres, c'est-à-dire que l'une remplace l'autre après sa disparition;

5° De s'user avec le temps ou par l'action de certains agents médicateurs, ou même, dans beaucoup de cas, par l'emploi longtemps continué de certaines précautions hygiéniques. C'est ainsi qu'agissent sur certaines maladies nerveuses les traitements homéopathiques, et dans ces cas ce n'est pas le traitement qui guérit, c'est la nature.

Importance et effets curatifs. — Les effets généraux des affections spontanées que nous avons appelées curatives ou préventives sont de débarrasser l'organisme, pendant toute la durée de leur action, de ce principe nuisible qui en est la cause incessante. Elles agissent alors comme une fonction supplémentaire (122) destinée à éliminer ce principe nuisible et inassimilable, et qui a pour but d'entretenir l'harmonie entre toutes les fonctions de l'organisme, c'est-à-dire l'état de santé. C'est seulement dans ce cas qu'elles sont un bienfait de la nature médicatrice.

Effets non curatifs ou lésions fonctionnelles. — Les effets consécutifs des affections spontanées qui, comme les maladies nerveuses, ne sont pas curatives, sont de produire pendant un temps, quelquefois très-long, des troubles fonctionnels dans les organes qu'elles affectent (207) et d'agir par la suite sur la texture ou sur la composition matérielle de ces mêmes organes ; de là résultent la plupart des lésions organiques dont nous nous occuperons plus tard. A cet ordre se rattachent la plupart des névroses et des névralgies (troubles fonctionnels et douleurs nerveuses diverses), les attaques de la goutte et celles du rhumatisme, à forme lente ou chronique (205).

Dangers de quelques affections spontanées. — Le principe morbifique que les médecins considèrent comme cause première des affections spontanées ne borne pas son action aux malaises et aux indispositions que nous venons d'indiquer ; car il arrive souvent qu'il se porte avec violence sur des organes importants à la vie, et qu'il y produit des maladies aiguës et violentes qui sont quelquefois rapidement mortelles ; c'est ainsi qu'on le voit souvent occasionner des mouvements congestionnels du sang, au cerveau, au poumon et au cœur, qui enlèvent promptement les malades. Ces accidents graves ont lieu surtout par l'effet de la disparition subite d'une attaque de goutte, ou après la suppression d'un flux sanguin habituel, ou par la cessation d'un cours d'humeurs qui entretenait la santé. On comprend dès lors l'erreur des personnes qui se permettent de guérir des hémorrhoïdes ou de vieux ulcères chez des personnes qui ne se portent bien que depuis qu'ils les ont vus apparaître.

Marche ordinaire. — Nous avons dit que l'un des caractères principaux de ce genre d'affections morbides est de se transformer les unes dans les autres et de se manifester sous des états souvent très-différents, quoiqu'ils reconnaissent pour cause le même principe. C'est ainsi que les gourmes particulières à l'enfance sont remplacées pendant la jeunesse par des épistaxis ou saignements de nez abondants qui se renouvellent fréquemment pendant plusieurs années. Plus tard, dans l'âge viril, ils sont remplacés par des dartres, soit par d'autres éruptions permanentes, soit par des écoulements muqueux, soit par des suppurations, qui alors agissent comme des fonctions supplémentaires, et lorsque celles-ci se suppriment on voit alors se manifester la longue série de maladies nerveuses qui se rattachent à cette cause, lesquelles à leur tour disparaissent lorsqu'une fonction supplémentaire s'établit de nouveau (telle est l'apparition des hémorrhoïdes ou des graviers dans les urines (171). Enfin, vers l'âge de retour, lorsque le principe hétérogène n'est plus évacué ou détruit, on voit alors survenir des lésions organiques diverses qui se rattachent à la goutte et aux maladies cancéreuses. C'est aussi à cet âge qu'on voit survenir les congestions, les apoplexies, les paralysies, l'angine de poitrine, etc., qui se rattachent à cette cause.

La marche des affections spontanées dans les âges différents de la vie, telle que nous venons de l'indiquer, n'est pas toujours celle que suit la nature, mais c'est la plus ordinaire; car rien n'est plus variable que ces transformations.

142. *Conseils*.— Nous avons dit précédemment qu'il faut respecter ces indispositions, mais ce n'est qu'autant qu'elles sont curatives ou préventives, ou qu'autant que les troubles fonctionnels qu'elles occasionnent ne sont ni trop intenses ni trop nuisibles; car alors elles entretiennent la santé et préviennent des maladies graves. Mais lorsqu'elles prédisposent à des attaques de maladies graves, telles que la goutte, l'apoplexie, l'angine de poitrine, ou que, transformées en névroses ou en douleurs névralgiques, elles préparent la voie à une lésion organique incurable, alors il faut toujours les combattre; et nous nous unissons aux médecins pour conseiller aux personnes atteintes de ces indispositions de ne pas s'endormir sur leur état, de réclamer les conseils d'un médecin instruit, et de les suivre exactement; car abandonner la nature au désordre et aux divagations que présentent ces maladies, c'est perpétuer un état de souffrance qui jette quelquefois le malade dans le désespoir et qui peut même le porter au suicide (voy. *Hypocondrie*, 209), ou attendre de pied ferme une lésion organique qui fait horriblement souffrir et qui ne pardonne jamais. (Voy. *Cancer*, 207.)

Mais l'art possède-t-il des moyens d'opposer une barrière à l'action destructive de cette cause? — Nous pensons qu'on peut répondre à cette question par l'affirmative, et nous sommes d'accord avec la généralité des médecins instruits.

C'est de faire ce que fait la nature elle-même, car elle est notre meilleur guide. C'est d'établir une fonction supplémentaire propre à favoriser l'expulsion ou l'élimination de ce principe hétérogène et inassimilable, cause première et essentielle de tous ces désordres.

Mais, nous devons le dire, il est peu de malades auxquels les médecins puissent faire comprendre l'importance des conseils que nous venons de donner, et cependant le succès dans le traitement de la plupart des maladies chroniques repose sur cette base ; et pour arriver à les guérir, il faut de la part des malades d'abord une grande confiance dans leur médecin, et une grande docilité à suivre ses conseils ; et de plus, il faut beaucoup de persévérance dans l'emploi des moyens prescrits. Il ne faut pas oublier que pour guérir ces maladies il faut changer matériellement l'organisme, et on comprend très-bien que ceci n'est pas l'ouvrage d'un jour, mais bien celui de plusieurs mois et même de plusieurs années. (Voy. *Age de retour*, 124.)

Les personnes atteintes d'affections spontanées devraient toujours se faire ce raisonnement : Puisqu'il faut vivre avec son ennemi, lorsqu'on ne peut s'en défaire, il vaut infiniment mieux vivre avec un flux sanguin ou humoral, avec une dartre, avec un ulcère ancien, ou bien encore, s'il le faut, porter pendant toute la vie un cautère au bras ou à la cuisse, que d'être sans cesse tourmenté par une foule de malaises ou d'accidents nerveux, qui conduisent presque toujours aux maladies incurables ou aux attaques violentes si souvent funestes à ceux qui en sont affectés.

Nous n'en dirons pas davantage sur ce sujet important, les développements dans lesquels nous sommes entré suffiront pour éclairer toute personne douée de sens et de jugement. Quant aux conseils hygiéniques qui s'y rattachent, il faut consulter ce que nous avons dit au sujet des conseils relatifs à l'âge de retour (124) et ce que nous dirons au sujet de la goutte et du cancer (205 et 207).

Nous allons énumérer les principales affections spontanées d'après la division que nous avons adoptée.

Les curatives ou préventives sont :

1° Les *flux sanguins*, tels que l'épistaxis ou saignement de nez, pendant la jeunesse; les hémorrhoïdes, qui ont lieu en général vers l'âge de quarante à cinquante ans; la menstruation chez la majeure partie des femmes (122).

2° Les *flux muqueux*. — Ce sont : le coryza habituel (rhume de cerveau); quelques écoulements de l'oreille très-anciens; quelquefois le catarrhe des bronches; la diarrhée spontanée habituelle; certaines leucorrhées ou fleurs blanches chez la femme.

3° Les *éruptions*. — Ce sont : les croûtes laiteuses et les gourmes chez les enfants; certaines dartres, la gale invétérée; les furoncles ou boutons habituels; enfin un grand nombre d'affections croûteuses et prurigineuses.

4° *Ulcérations* et *suppurations*. — De ce nombre sont principalement : les ulcères aux jambes; les dépôts fistuleux, ceux surtout qui siégent à la marge de l'anus; certains dépôts scrofuleux.

Les lésions fonctionnelles non curatives sont :

1° Les *névroses*. — Ce sont des maladies nerveuses très-diverses dans leurs formes et dans leurs symptômes; les principales sont : la migraine, si ordinaire aux femmes aux époques menstruelles; certaines gastralgies, entéralgies (coliques d'estomac et d'intestins); l'hystéralgie ou douleur aiguë de l'utérus, qui se manifestent aux mêmes époques; certaines formes de dyspepsie ou troubles de la digestion; la toux férine ou nerveuse;

l'asthme nerveux ou spasmodique; l'angine de poitrine; les palpitations nerveuses; certaines formes d'amaurose ou de la surdité; l'épilepsie; la chorée, et enfin les mille et une formes d'accidents nerveux qui se rattachent à l'hypocondrie et à l'hystérie.

2° Les *névralgies*. — Ce sont la plupart des douleurs lancinantes qui se produisent souvent à des intervalles plus ou moins irréguliers. Telles sont : la névralgie sus-orbitaire, temporale, faciale et dentaire, et en général la plupart des douleurs vives qui affectent les cordons et les filets nerveux d'une manière permanente et durable, lorsqu'elles se reproduisent facilement et sans cause appréciable. Telle est encore la névralgie intercostale; la sciatique, etc.

3° *Goutte* et *rhumatisme*. — En général, les attaques de goutte et les douleurs qu'on a désignées sous le nom de rhumatisme goutteux, à cause de sa ressemblance avec la goutte, sont encore une des mille manifestations des affections spontanées.

MALADIES DE L'ENFANCE.

143. Les parents ont malheureusement trop souvent à déplorer, pendant la première et la seconde enfance, la perte d'enfants qui leur sont rapidement enlevés par la maladie. Nous pensons leur rendre un très-grand service en les éclairant sur les causes qui chaque jour ravissent si promptement à leur tendresse leurs ENFANTS, l'espoir de leur famille, comme aussi en leur indiquant les moyens de prévenir ces terribles maladies. Il est un principe d'une grande vérité, c'est que dans les maladies en général, celles des enfants surtout, il faut avant tout les prévenir, et les prévenir, c'est à coup sûr les

guérir; car lorsqu'elles sont une fois déclarées, il est assez rare qu'on puisse facilement en triompher; et on voit très-souvent les enfants succomber parce qu'on a attendu trop tard.

Nous nous occuperons donc seulement de celles qui, par leur fréquence, par la gravité et par la rapidité de leur marche, enlèvent à leur famille la grande majorité des enfants qui succombent avant l'époque de la puberté.

Nous les diviserons en deux ordres : 1° celles qui se rattachent à la dentition; 2° celles qui en sont indépendantes.

Ier Ordre. — *Maladies causées par la dentition.*

Jusqu'à l'âge de sept à huit ans, il s'écoule pour l'enfance une période très-remarquable, caractérisée par le mouvement de la dentition. Elle commence vers l'âge de six à huit mois, à l'apparition des premières incisives [1].

---

[1] Voici comment s'opère la dentition chez l'homme : Les deux incisives moyennes de la mâchoire inférieure percent ordinairement les premières, et quinze à vingt jours après apparaissent les correspondantes de la mâchoire supérieure, puis les deux incisives latérales inférieures, puis les supérieures. Quelque temps après, les angulaires ou canines percent à leur tour ; enfin on voit sortir successivement les huit premières molaires, quatre en bas et quatre en haut, deux de chaque côté. L'éruption de ces vingt premières dents constitue la première dentition, elles sont destinées à tomber pour être remplacées : on les appelle dents de lait. — A la fin de la quatrième année, et quelquefois plus tard, il sort à chaque mâchoire deux nouvelles molaires permanentes qui ne doivent pas être remplacées, et qui plus tard seront les premières grosses molaires de la seconde dentition, qui n'est ordinairement complète que vers la quatorzième année. Elle se compose alors de vingt-huit dents. Enfin, vers l'âge de 18 à 22 ans, on voit apparaître quatre dents, une à l'extrémité de chaque mâchoire en bas et en haut. Ce sont les dents dites de sagesse, et elles complètent la dentition chez l'homme, qui se compose de trente-deux dents.

La plupart des accidents morbides qui se rattachent à la dentition sont occasionnés par la résistance que les dents rencontrent pour traverser l'os et perforer l'alvéole. Il est facile de concevoir que plus l'enfant est âgé, plus l'ossification a fait de progrès, plus aussi, par conséquent, on doit craindre les accidents qui s'y rattachent.

Ces accidents sont des mouvements congestionnels divers, bien connus de tous les médecins et qu'il est à propos de faire également bien connaître aux parents, à cause des avantages et des dangers qui s'y rattachent.

Nous les diviserons en mouvements naturels et non naturels.

1° *Mouvements naturels.*

Ce sont ceux qui, développés spontanément par la nature médicatrice, poussent vers les intestins le mouvement fluxionnaire critique qui s'opère alors.

Ce mouvement détermine l'apparition d'une diarrhée bienfaisante qui garantit les enfants de grands dangers, parce qu'elle préserve les organes essentiels à la vie du mouvement congestionnel.

Les parents doivent donc bien se garder d'arrêter cette diarrhée salutaire, car c'est elle qui sauve alors la vie de leurs enfants. On peut tout au plus la modérer lorsqu'elle devient épuisante, ce qui d'ailleurs est assez rare. Elle peut même durer quinze à vingt jours sans inconvénients, et c'est un bien qu'elle dure jusqu'à ce que les dents aient traversé l'alvéole. — Lorsque la nature n'a plus besoin de cette voie de dérivation, la diarrhée s'arrête d'elle-même. Il suffit, en général, pendant sa durée, de tenir les enfants à un régime léger et de les vêtir plus chaudement.

2° *Mouvements congestionnels non naturels.*

Lorsque la diarrhée vient à s'arrêter brusquement et trop tôt, ou bien lorsqu'elle n'a pas lieu du tout, lorsque surtout elle est remplacée par la constipation, il survient alors des mouvements congestionnels du sang qui se porte soit au cerveau, soit au poumon, et qui sont la cause de deux maladies très-graves, qui emportent la majeure partie des enfants qui succombent dans les premières années de la vie. Lorsque le mouvement congestionnel se fait au cerveau, il produit la fièvre cérébrale ; lorsque c'est au poumon, il constitue la fluxion de poitrine.

1° *Fièvre cérébrale de l'enfance.*

144. Lorsque le mouvement congestionnel se fait au cerveau, il détermine rapidement l'inflammation de la membrane séreuse de cet organe important, dont la conséquence immédiate est de produire une augmentation considérable de la sécrétion de cette membrane séreuse, d'où résulte un épanchement séreux (176) qui comprime le cerveau et qui éteint bientôt la vie. Cette maladie est décrite dans les auteurs sous le nom d'hydrocéphale aiguë.

Signes précurseurs. — On reconnaît facilement qu'un enfant est menacé d'une fièvre cérébrale aux signes suivants : l'enfant s'agite et crie continuellement ; il est irascible ; tout le contrarie ; il porte souvent ses mains à sa bouche ; il a des plaques de rougeur qui paraissent et disparaissent alternativement, tantôt d'un côté, tantôt de l'autre ; sa tête est chaude et brûlante ; il fait craquer ses dents pendant son sommeil ; il a perdu l'appétit et il est presque toujours constipé.

Signes d'invasion. — Cet état déjà grave peut durer

plusieurs jours avant que la maladie soit définitivement déclarée; mais lorsqu'aux signes précédents on voit s'ajouter les symptômes suivants, on peut croire que la fièvre cérébrale commence; alors l'enfant est souvent assoupi, son sommeil est très-court et parfois très-agité; puis il s'éveille tout à coup et en sursaut; à son réveil il a les yeux égarés; il pousse des cris aigus; il s'agite convulsivement; ses bras sont comme tordus sur leur axe; ses yeux roulent dans l'orbite et ils sont, pendant son sommeil, convulsés sous la paupière supérieure, qui laisse seulement entrevoir le blanc de l'œil.

Dès que ces symptômes apparaissent, les parents doivent bien se garder de rester dans l'inaction : le danger est grand et il s'accroît d'instant en instant; quelques heures suffisent pour rendre la maladie mortelle et au-dessus des ressources de l'art. La nature a fait fausse route, le mouvement congestionnel se fait au cerveau ; chaque petit sommeil indique un raptus ou mouvement sanguin de plus vers cet organe. La fièvre cérébrale est déclarée. Il n'est pas sûr alors que le médecin puisse en triompher, quels que soient son zèle et ses soins ; car, si l'épanchement séreux est formé, ils seront à peu près inutiles; peu d'enfants alors reviennent à la santé.

Mais si on a le bonheur que le médecin soit encore appelé à temps pour conjurer les accidents qui menacent la vie, les parents ne doivent pas hésiter un seul instant à lui laisser toute la latitude possible; car il n'y a qu'une médication des plus énergiques qui puisse encore triompher d'une si grave maladie; combien de fois n'avons-nous pas vu les parents en présence d'un pareil danger refuser leur concours au médecin lorsqu'il vient à parler de larges vésicatoires, de purgatifs énergiques, de sangsues et de sinapismes !

2° *Fluxion de poitrine.*

145. L'effet le plus ordinaire du mouvement congestionnel du sang sur les poumons, sous l'influence de la dentition, est de produire la fluxion de poitrine. Pour être moins souvent mortelle que la fièvre cérébrale, chez les jeunes enfants, elle n'est guère moins grave lorsqu'elle atteint un certain degré d'intensité, et elle est d'autant plus grave que l'enfant est plus jeune.

Les parents comprendront facilement toute sa gravité lorsqu'ils sauront que dans le premier âge le tissu du poumon se laisse congestionner par le sang avec la plus grande facilité, parce qu'il offre encore peu de résistance vitale. Voilà pourquoi cette maladie est si grave et si souvent mortelle chez les très-jeunes enfants; et pourquoi aussi, plus l'enfant a d'années, plus il a de chances de guérison.

Signes précurseurs. — Cette maladie est presque toujours précédée d'éternument, d'enchifrènement et d'un rhume ordinaire; en outre, l'enfant est agité et il présente des plaques de rougeur alternative; il est souvent constipé; il est un peu oppressé.

Signes d'invasion. — Lorsque la respiration devient bruyante et qu'elle s'accompagne de râles ou d'un rancement qui annonce que la poitrine s'emplit, il faut alors se défier, car la fluxion de poitrine est imminente; si la fièvre survient, elle est déclarée.

Les parents ne doivent pas s'attendre à voir apparaître chez les enfants jeunes les symptômes qui caractérisent cette maladie chez l'adulte, tels que la toux, l'expectoration sanguine et la douleur de côté; ces symptômes n'ont pas lieu avant la cinquième ou sixième année. Ils doivent appeler le médecin de bonne heure et surtout dès que la fièvre se manifeste, et ils ne doivent pas non plus, dans ce cas, se refuser à une médication énergique : par exemple, à l'application d'un large vésicatoire sur la poitrine ; car c'est encore ici l'ancre de salut pour sauver la vie des enfants. C'est une raison banale que celle qu'ils opposent au médecin : cet enfant est bien trop jeune pour supporter un vésicatoire ; mais il n'est pas trop jeune pour mourir, peut-on leur répondre.

IIe Ordre. — *Maladies indépendantes de la dentition.*

Nous allons nous occuper seulement de celles qui sont les plus fréquentes et en même temps les plus graves, telles que la fièvre muqueuse, les vers intestinaux, la coqueluche, le croup et de quelques fièvres éruptives, en particulier de la variole et du vaccin préservatif.

1° *Fièvre muqueuse ou gastrique de l'enfance.*

146. Nous avons, dans la partie hygiénique (24), signalé aux parents les dangers qu'il y a à donner aux enfants des gâteaux, des sucreries et des friandises de toute espèce, comme aussi de leur donner des aliments sans règle comme sans proportion avec les besoins naturels de l'estomac. Nous allons nous occuper ici des maladies qui sont la conséquence de ces abus.

Il est facile de comprendre que donner ainsi à manger aux enfants à tout instant, et toutes les choses qu'ils demandent, c'est fatiguer leur estomac, c'est pervertir la fonction digestive, et cette perversion conduit naturellement à l'embarras gastrique, et par suite à la fièvre muqueuse. On conçoit dès lors que, pour l'éviter, il importe avant tout de régler le régime des enfants ; nous ne reviendrons pas sur ce que nous avons dit à ce sujet (104).

Signes précurseurs. — Lorsqu'un enfant est menacé de la fièvre muqueuse, il commence par perdre l'appétit ; il devient capricieux ; il est moins vif et moins actif ; il ressent des lassitudes et il se repose souvent ; sa langue se couvre d'un enduit d'un blanc mat ou jaunâtre ; il a des envies de vomir, surtout le matin ; son haleine est acide ou fétide, et si la fièvre vient s'ajouter à cet état, la fièvre muqueuse est déclarée.

Marche et durée. — Sa durée ordinaire est de sept à vingt jours. Elle se complique très-souvent d'accidents graves du côté du cerveau ou du poumon, surtout si elle coïncide avec les mouvements congestionnels, dont nous venons de parler, et c'est ce qui arrive assez souvent. Elle est aussi presque toujours compliquée par la présence des vers dans les intestins, et lorsqu'elle se prolonge, il n'est pas rare de la voir dégénérer en fièvre typhoïde.

Conseils. — Dès que l'enfant perd l'appétit et que l'on observe les symptômes de l'embarras gastrique que nous venons de décrire, il faut consulter un médecin, et s'il juge à propos de faire vomir et de purger l'enfant, il ne faut pas craindre l'emploi de ce moyen ; car par là il remplit de précieuses indications ; il enlève le foyer de la fièvre et s'oppose souvent au développement des fâcheuses complications dont nous venons de parler. C'est donc un préjugé funeste que de croire que les enfants ont l'estomac trop faible pour supporter les vomitifs, car il est reconnu qu'il est peu de médicaments qui leur rendent plus de services dans la plupart des maladies dont ils sont atteints.

2° *Vers intestinaux.*

147. La présence des vers dans les organes digestifs

est très-ordinaire chez les enfants ; elle se rencontre avec beaucoup de maladies et elle en augmente la gravité.

La cause qui les occasionne le plus souvent c'est la gourmandise, et surtout l'abus des fruits. Elle résulte de l'imperfection des digestions ; ainsi, pendant le travail d'une mauvaise digestion, il s'opère une fermentation particulière qui développe des germes qui sans cela eussent été détruits par l'action de la force vitale.

Le danger de la présence des vers chez les enfants est connu de toutes les mères. Leur appréhension à cet égard est telle, que, dès qu'elles les voient indisposés, elles s'empressent de leur faire prendre des remèdes plus ou moins antivermineux.

Cette préoccupation de l'esprit des mères et leur empressement à donner à leurs enfants des remèdes pour chasser les vers ont quelquefois, pour ne pas dire souvent, été la cause d'événements funestes. C'est ici le cas de répéter que l'amour maternel aveugle au point qu'en voulant sauver la vie de l'enfant on lui donne la mort. Ainsi, par exemple, lorsqu'un enfant est pris d'un mouvement de congestion inflammatoire au cerveau ou aux poumons par l'effet d'une dentition difficile ; lorsque, surtout, au lieu d'avoir recours aux soins d'un médecin, on se permet de lui administrer des vermifuges, on perd d'abord un temps précieux qui ne se répare plus (143), et lorsque, par une ignorance impardonnable, on donne à l'enfant ce que le vulgaire donne souvent pour détruire les vers, c'est-à-dire de l'huile battue avec de l'eau-de-vie ou un élixir, on lui donne la mort en voulant le guérir, car on voit aussitôt la maladie s'aggraver au point qu'elle est bientôt au-dessus des ressources de l'art. Nous avons été plusieurs fois témoin de semblables erreurs.

3° *La Coqueluche.*

148. On désigne sous ce nom une maladie particulière à l'enfance depuis la deuxième jusqu'à la septième année. Elle est caractérisée par une toux quinteuse et convulsive, qui revient par accès avec imminence de suffocation. C'est une affection nerveuse des organes de la respiration, qui est à la fois convulsive et spasmodique, et dont l'effet se porte principalement sur le larynx, la trachée et les bronches.

Causes. — Elle se développe principalement sous l'influence d'une disposition particulière de l'atmosphère, le froid et l'humidité, pendant l'hiver et au commencement du printemps. Elle est souvent épidémique. Les enfants nerveux et irritables y sont prédisposés, principalement dans les villes. Elle ne les atteint ordinairement qu'une seule fois dans leur vie.

Symptômes. — Il est peu de mères qui n'aient eu l'occasion de voir des enfants en proie aux angoisses suffocantes de la coqueluche. Il nous suffira d'en décrire un accès pour que chacun puisse la reconnaître. L'enfant est pris tout à coup d'une quinte de toux, caractérisée par une succession saccadée de secousses convulsives du larynx, avec un bruit de toux particulier pendant l'expiration, auxquelles succède une inspiration longue, bruyante et comme sifflante, résultant du passage de l'air par la glotte convulsivement rétrécie pendant l'accès.

Chaque quinte dure depuis une jusqu'à cinq minutes et même plus. Pendant sa durée, le visage devient d'abord turgescent et rouge, puis il devient pourpre et même violacé, ce qui indique que la stagnation du sang, accumulé dans les poumons et dans les veines supérieures du tronc, est portée à un haut degré. Il est facile de croire que, si cet état se prolongeait, l'enfant périrait; mais ce cas arrive très-rarement, car l'épuisement de la force vitale fait cesser la crise, et alors il s'écoule par la bouche une quantité plus ou moins considérable de mucus filant, et tout rentre dans le calme.

En général, la colère et les impatiences des enfants rappellent les accès; de même que la course, le saut, les cris, les odeurs pénétrantes, etc. Après qu'ils sont passés, les enfants retournent à leurs jeux et ils ont un appétit très-développé.

Ces quintes (ou paroxysmes) reviennent plus ou moins souvent, mais elles sont plus longues et plus fortes pendant la nuit, et si les parents n'y veillaient pas, l'enfant pourrait suffoquer s'il n'était pas soulevé à temps.

Durée et terminaison. — Lorsqu'on laisse marcher la maladie sans la combattre, elle peut durer depuis six semaines jusqu'à quatre ou cinq mois, et l'on conçoit que dans ce cas les organes de la respiration se fatiguent beaucoup, et même qu'ils finissent par s'affecter. Lorsqu'elle dure depuis plusieurs semaines sans être combattue, elle se complique souvent d'une inflammation des bronches, et il survient des engorgements des poumons, qui constituent de graves complications, car souvent elles favorisent le développement des tubercules et conduisent à la phthisie. On reconnaît qu'elle se complique gravement lorsque la fièvre survient, et que l'enfant perd à la fois l'appétit et les forces.

Conseils. — La coqueluche n'est pas une maladie simple et bénigne, comme le pensent beaucoup de parents. Elle est grave par l'intensité des accès qui peuvent suffoquer l'enfant, et elle l'est au moins autant par ses complications. Nous conseillons donc aux parents de s'adresser à un médecin pour la combattre dès la première semaine d'invasion et de suivre exactement ses prescriptions. Il n'enlèvera pas d'emblée cette maladie, mais il améliorera d'abord l'état du malade, et elle cédera peu à peu, en observant d'ailleurs les règles hygiéniques que nous allons indiquer, mais qui seules ne suffisent pas pour guérir : ainsi il faut vêtir l'enfant plus chaudement, et suivre en cela la température. Il faut aussi lui faire éviter les causes qui peuvent reproduire les accès et surtout les suppressions de la transpiration.

Son régime doit être léger et très-adoucissant ; il faut éviter les boissons acidules ou stimulantes ainsi que les aliments succulents ou échauffants.

4° *Le Croup*.

149. Le croup est une maladie du larynx très-commune chez les enfants. On la voit régner dans certaines localités d'une manière épidémique. Il y a deux espèces de croup : le croup simple ou inflammatoire, aussi appelé *faux croup*, et le croup membraneux, qui est le vrai croup. Cette distinction est très-importante à connaître pour les parents à cause des résultats de la maladie.

Le croup inflammatoire consiste dans une inflammation simple de la membrane muqueuse du larynx, et bien qu'il présente les mêmes symptômes que l'autre, il est loin d'être aussi dangereux, car il cède très-bien et très-promptement à une application de quelques sangsues faite dans le voisinage de l'organe affecté. Mais il n'en est pas de même du vrai croup, car il résulte de la formation de fausses membranes qui se développent sur la membrane muqueuse qui tapisse l'intérieur du larynx ; ces fausses membranes rétrécissent le passage de l'air au point d'amener rapidement la suffocation. Ainsi, ce qui établit la différence entre les deux sortes de croup que nous venons d'indiquer, c'est la présence de pellicules blanches qui s'aperçoivent très-bien sur la membrane muqueuse de l'arrière-gorge dans le croup membraneux, tandis que dans le croup simple ou inflammatoire, le fond de la gorge est d'un rouge vif, sans présenter aucune tache blanche sur le fond rouge.

Symptômes et marche. — Dès qu'un enfant est pris d'une toux voilée et comme étouffée, que sa voix devient rauque et criarde, assez semblable au cri d'un jeune coq; lorsqu'en même temps sa respiration est courte, bruyante et comme sifflante pendant l'inspiration, n'attendez pas pour appeler un médecin qu'il soit en proie aux accès de suffocation qui vont bientôt arriver, car la marche de cette maladie est rapide et très-promptement mortelle.

Conseils. — Dès qu'un médecin appelé près d'un enfant malade aura parlé du croup, il faut de suite s'informer s'il est membraneux ou s'il n'est qu'inflammatoire; car, s'il n'est qu'inflammatoire, il ne faut pas s'en alarmer, quelques sangsues suffiront pour lui sauver la vie, et elles seraient inutiles s'il était membraneux.

La science médicale possède contre le vrai croup des moyens de guérison assez puissants pour arrêter la formation de la fausse membrane et pour en favoriser l'expulsion; mais il faut que ces moyens soient employés convenablement et à temps. Leur emploi exige de la part du médecin de la science et beaucoup de soins, et de la part des parents une grande confiance et une grande prudence.

Lorsque ces moyens échouent, il reste encore une dernière ressource pour sauver la vie de l'enfant : c'est l'opération de la trachéotomie; mais pour réussir il faut qu'elle soit pratiquée alors que le sujet présente encore assez de vitalité pour réagir efficacement. Nous pouvons affirmer qu'un très-grand nombre d'enfants ont dû la vie à cette opération, et que si elle était toujours faite à temps elle en sauverait deux sur trois.

FIÈVRES ÉRUPTIVES DE L'ENFANCE.

Nous n'avons à nous occuper que de celles qui présentent du danger, à cause de la gravité qu'elles offrent souvent; ce sont : la scarlatine, la rougeole et la variole.

1° *Scarlatine.*

150. Cette éruption, aussi appelée *fièvre rouge*, apparaît sous la forme de larges plaques d'un rouge vif et comme piqueté. Elle commence au visage et gagne successivement toutes les parties du corps.

Elle se manifeste ordinairement au printemps et elle se développe souvent sous l'influence d'une cause épidémique. Dans ce cas elle est précédée d'une fièvre assez intense qui débute par le frisson et qui s'accompagne d'une fluxion de gorge, c'est la *fièvre d'incubation*. Cette fièvre dure d'un à trois jours avant la sortie de l'éruption; mais il arrive souvent que l'éruption apparaît avec la fièvre, et dans ce cas la maladie présente plus de gravité. Il en est de même des autres fièvres éruptives.

Lorsque la scarlatine est bénigne, quelque intense que soit la fièvre d'incubation, elle tombe presque tout à fait dès que l'éruption est complétement sortie; le mal de gorge seul persiste sans augmenter; lorsqu'au contraire, la fièvre persiste au même degré malgré la sortie de l'éruption, et que la fluxion de gorge augmente au lieu de diminuer, on peut croire que la maladie sera grave et compliquée. Sa durée ordinaire est de six à neuf jours, y compris la fièvre d'incubation ; quand elle est très-bénigne et non accompagnée de fièvre, elle ne dure que quatre à cinq jours, et alors les enfants ne s'alitent pas.

Ses dangers, sa gravité. — Lorsqu'elle est grave, elle se complique d'une *esquinancie,* ou mal de gorge, qui peut être portée au point d'amener la gangrène de la gorge. Il arrive aussi quelquefois que l'arrière-gorge, les amygdales et le pharynx sont recouverts d'une fausse membrane d'une nature molle et comme pultacée, qui gêne singulièrement la déglutition, au point que le malade ne peut même pas avaler de liquide. On a même vu plusieurs fois ces fausses membranes oblitérer l'orifice supérieur du larynx et amener la mort par suffocation, comme dans le croup ; cette grave complication constitue l'*angine scarlatineuse.*

Conseils. — Lorsque la scarlatine est tout à fait bénigne et sans fièvre, on peut gouverner soi-même les enfants ; il suffit de leur faire garder la chambre et de les mettre à un régime léger. Il faut aussi les vêtir plus chaudement et ne leur permettre de prendre l'air extérieur que lorsque la desquamation épidermique sera complétement terminée ; elle s'accomplit dans l'espace de huit à dix jours.

Dangers consécutifs. — Les médecins ont toujours soin de recommander aux parents de faire garder aux enfants la chambre pendant tout le temps que cette desquamation met à s'opérer, et il en très-peu qui comprennent l'importance de ce conseil. Les enfants sont si bien alors et ils demandent si instamment à sortir qu'on ne peut leur résister. Aussi qu'arrive-t-il ? L'action de l'air froid suffit pour supprimer la transpiration et pour déterminer un accident très-grave qui enlève beaucoup d'enfants, même à la suite des scarlatines bénignes; cet accident c'est l'*œdème scarlatineux*. Ainsi, après que la cause (l'air froid) a agi, on voit survenir un œdème ou enflure au visage et aux mains d'abord; peu à peu il se propage à la cavité de la bouche, gagne le larynx, dont il rétrécit l'ouverture, et il occasionne la suffocation, comme dans le croup. L'œdème scarlatineux est toujours accompagné d'un léger mouvement de fièvre; dès qu'il se manifeste il faut tout de suite tenir les enfants au lit et chaudement, puis appeler immédiatement un médecin, afin de conjurer le développement des accidents graves que nous venons de signaler.

2° *Rougeole.*

151. Comme la scarlatine, cette éruption se développe le plus souvent par l'effet d'une cause épidémique; elle est caractérisée par des plaques plus ou moins larges, d'une forme irrégulière, faisant une légère saillie à la peau, et d'un rouge moins vif que celles de la scarlatine; ces plaques sont séparées par des lignes plus pâles, de telle sorte que la peau est comme marbrée; elle est aussi précédée d'une fièvre d'incubation qui dure de deux à quatre jours.

Symptômes et marche. — Elle s'accompagne d'un enchifrènement (de *coryza*) et de larmoiement; les yeux sont sensibles à la lumière, et au lieu d'un mal de gorge, comme dans la scarlatine, l'éruption est accompagnée d'une toux sèche, vive et fatigante, causée par l'action de l'humeur rubéolique sur la membrane muqueuse des voies respiratoires.

Lorsque la maladie est bénigne, dès que l'éruption

est bien sortie, la fièvre tombe et la toux se modère, l'expectoration commence; elle devient facile et rare; mais lorsqu'au contraire la maladie est grave, la fièvre persiste et elle augmente même, ainsi que l'irritation des bronches, et alors elle se complique d'une bronchite aiguë et même d'une inflammation des poumons qui peut emporter le malade vers le sixième ou le septième jour.

La durée ordinaire de la rougeole est de sept à neuf ou onze jours, et après que l'éruption a disparu, il s'opère aussi une desquamation de l'épiderme pendant laquelle il faut encore tenir les enfants chaudement; car pendant qu'elle s'opère, la toux persiste et les enfants sont prédisposés aux affections de poitrine consécutives qui peuvent occasionner de nouveaux dangers pour la vie.

Quelque bénigne que soit la rougeole, nous conseillons aux parents d'appeler un médecin, à cause de la toux qu'il faut combattre par des moyens que nous ne pouvons indiquer, à cause des précautions exigées par leur emploi.

3° *Variole*.

152. Cette maladie, aussi connue sous le nom de *petite vérole*, est encore épidémique, et, de plus, elle est *contagieuse*, c'est-à-dire qu'elle se communique par le contact, surtout lorsque les pustules ne sont pas arrivées à l'état de suppuration; car, lorsqu'elle est établie, la contagion est moins à craindre. Quoique cette maladie soit particulière à l'enfance, on l'observe néanmoins dans tous les âges de la vie.

Comme les deux autres fièvres éruptives dont nous venons de parler, elle est aussi précédée d'une fièvre d'incubation qui exerce sur cette maladie la même influence. Ainsi, lorsque la variole est bénigne, la fièvre diminue beaucoup après que l'éruption est sortie. Dans toutes ces fièvres l'éruption est précédée d'un prurit ou picotement à la peau, et de plus, elle offre dans la variole un signe précurseur qui ne trompe presque jamais, c'est une douleur qui a son siége dans un point de l'épine dorsale.

Symptômes et marche régulière. — Lorsque la maladie est régulière, l'éruption apparaît du troisième au cinquième jour, d'abord au visage, sous la forme de points assez semblables à des morsures de puce; ils s'élèvent et forment de petits boutons pointus à leur sommet, ces boutons s'élargissent par leur base, puis ils se dépriment au centre; du sixième au septième jour ils se transforment en pustules; d'abord d'un blanc mat, elles renferment un liquide visqueux et clair, puis elles se développent, se gonflent, et elles se remplissent de pus. Ces pustules sont environnées d'une auréole inflammatoire qui s'étend et qui est bientôt effacée par l'élargissement des pustules, et surtout par leur agglomération : c'est ce qui arrive dans la *variole confluente*. Du neuvième au dixième jour les pustules se crèvent, l'humeur purulente s'écoule et elles se dessèchent; alors elles se transforment en croûtes qui se détachent du quatorzième au quinzième jour; elles tombent successivement, laissant à leur place des cicatrices plus ou moins profondes qui ne s'effacent jamais.

Contrairement aux autres fièvres éruptives, la variole attaque de préférence le visage, qui est quelquefois littéralement couvert de pustules, tandis qu'il y en a peu sur les autres parties du corps. D'un autre côté elle est une des maladies qui n'atteignent l'homme qu'une fois dans sa vie.

Lorsque la marche de la maladie est régulière, la

fièvre tombe à peu près complétement lorsque l'éruption est tout à fait sortie; et, à mesure que les pustules se développent, la peau se gonfle et elle rougit surtout au visage, et c'est au point que le malade devient hideux à voir. Il ne faut pas s'en alarmer, car c'est un signe très-favorable. C'est alors que la fièvre secondaire, ou de suppuration, apparaît vers le septième ou le huitième jour. Dans cette période, la bouche se remplit d'une salive épaisse; la gorge se gonfle et s'embarrasse, et le malade ne pourrait avaler si l'on n'avait pas le soin de le débarrasser de ce qui le gêne. Ses yeux ont aussi besoin de soins particuliers; ainsi il faut souvent décoller les paupières en les humectant avec de l'huile douce, afin d'exprimer le pus qui, par son contact avec le globe de l'œil, pourrait éteindre la vue. Cet état dure jusqu'à ce que la desquamation se soit opérée; elle commence vers le onzième ou douzième jour, et elle dure jusqu'au dix-huitième ou au vingtième, époque de la terminaison naturelle de la maladie.

Marche irrégulière et grave. — On peut croire que la variole sera grave lorsque l'éruption apparaît avec la fièvre; car alors elle offre une marche irrégulière et anormale : dans ce cas la fièvre persiste, et elle augmente même malgré la sortie de l'éruption. Les pustules ne se développent qu'incomplétement; le visage ne se gonfle pas, l'auréole inflammatoire pâlit, et on voit alors se manifester des réactions vicieuses et désordonnées, causées par l'humeur variolique qui, au lieu de se porter à la peau, se jette sur des organes importants à la vie. Si le transport ou la métastase se fait au cerveau, on voit survenir le délire, l'agitation, les soubresauts, les mouvements convulsifs. S'il se fait aux poumons, on voit apparaître l'anxiété précordiale, la douleur de côté, la toux, l'oppression et les crachats sanguinolents ou purulents; tandis que la cardialgie (douleur d'estomac), les vomissements, les coliques et la diarrhée indiquent que cette humeur se porte sur les organes digestifs. Dans tous ces cas, les pustules pâlissent et s'affaissent, le visage désenfle, et l'auréole prend une teinte violacée et pourprée. L'état du malade est alors excessivement grave, surtout lorsque la métastase s'opère sur le cerveau ou sur les poumons; et pour peu que cet état dure, il succombe, à moins que l'art ne soit assez puissant pour rappeler l'éruption dans ses voies naturelles. Il est facile de comprendre qu'ici le zèle et l'intelligence du médecin ne suffisent pas, il faut encore que la force vitale réponde à ses efforts, et ce cas est fort rare.

Variole pourprée ou maligne. — Il arrive assez souvent, dans certaines épidémies graves, que la variole présente dès son début un mauvais caractère, et qu'elle est, comme on le dit, *pourprée*. Dans ces cas, l'éruption apparaît avec la fièvre, et de suite elle s'accompagne du cortége des symptômes graves que nous venons d'énumérer. Les pustules sont violacées et comme pourprées, leurs intervalles sont parsemés de points bruns, et il se manifeste dès l'invasion de la maladie des hémorrhagies par diverses voies, qui épuisent rapidement les forces. Aussi sa durée ne dépasse guère, dans ces cas graves, le sixième ou le huitième jour, et il est très-difficile que le malade échappe à un danger aussi grand. Cependant nous avons constaté quelques cas de guérison de cette forme grave de la variole.

La variole, même épidémique, offre le plus ordinairement une marche normale et régulière, et elle se termine le plus souvent par la guérison, lorsqu'elle n'est pas entravée dans sa marche par les préjugés populaires.

Cependant on a observé que dans certaines épidémies les cas graves sont les plus nombreux, et malgré les soins apportés aux malades, la mortalité devient effrayante. Ceci est d'autant plus fâcheux pour le médecin, qu'un très-grand nombre de personnes ignorantes ne font pas la part de la gravité de l'épidémie, et ne manquent pas de rapporter la mortalité au traitement appliqué, et c'est une très-grave erreur.

Préjugés populaires. — Beaucoup de personnes, de mères surtout, pensent que la petite vérole est toujours une maladie bénigne, qui se guérit très-bien sans le secours de la médecine; il en est même un grand nombre qui poussent le préjugé au point de croire qu'elle se guérit beaucoup mieux lorsqu'on ne fait pas appeler le médecin. Ce qui trompe à cet égard, c'est que les cas légers, qui sont d'ailleurs les plus nombreux dans un grand nombre d'épidémies, se guérissent très-bien seuls, pourvu que l'on tienne les malades assez chaudement, cependant sans excès, et qu'on les soumette à la diète et aux tisanes d'orge ou de fleurs pectorales; on peut cependant permettre le bouillon de veau et le lait bouilli, lorsque la fièvre n'existe pas après que l'éruption est sortie. La guérison a lieu ainsi par ces seuls soins dans les cas légers; mais il n'en est pas de même dans les cas plus graves, pour le traitement desquels un médecin est toujours nécessaire. Aussi qu'arrive-t-il? C'est que, imbues du préjugé que nous combattons, beaucoup de mères ne vont le plus souvent le chercher que quand il n'est plus temps de sauver le malade, alors que la rentrée de l'humeur variolique a déjà placé le malheureux enfant dans un état voisin de la mort. On voudrait, à cet instant suprême, que le médecin fît un miracle pour le sauver; mais, comme cela ne se peut pas, le préjugé l'accuse encore et fait peser sur lui la responsabilité de la mort de l'enfant. Ce que nous venons de dire de la variole s'applique également à toutes les maladies qui peuvent présenter de la gravité et de l'irrégularité dans leur marche.

Il est encore un autre préjugé, qui est aussi souvent funeste aux enfants atteints de fièvres éruptives, c'est celui de croire que l'enfant n'a pas assez de force pour pousser à la peau le principe de la maladie. Que font alors beaucoup de mères? Elles donnent du vin plus ou moins étendu d'eau pour favoriser l'éruption. Ce qui convient pour quelques cas très-rares est très-nuisible pour la généralité. Aussi qu'arrive-t-il? C'est que la fièvre d'incubation continue alors que l'éruption est sortie, et dans ce cas il se produit des réactions vicieuses et désordonnées, qui amènent le délire et les fâcheuses complications que nous avons signalées. C'est alors que le danger dans lequel se trouve l'enfant fait dessiller les yeux; on appelle le médecin, mais on se garde bien de lui dire ce qu'on a fait. Cependant il arrive le plus souvent que la gravité du cas est telle qu'il ne peut parvenir à vaincre la maladie par aucun moyen de traitement, quelque sagement combiné qu'il soit, et l'enfant succombe. C'est encore ici la faute du médecin! Faut-il que l'homme appelé par la loi du devoir à guérir ou à soulager son semblable soit, par l'effet de son dévouement et de son zèle, en butte à de pareilles calomnies! Mais tels sont les préjugés. Si le témoignage de sa conscience ne suffit pas au vrai médecin pour le justifier devant les hommes, il lui suffit au moins pour le justifier devant Dieu, et c'est souvent ce qui seul peut le consoler de l'injustice dont il est victime.

Conseils. — Nous dirons, en finissant, aux parents qui nous ont compris : dès qu'un enfant est pris de la fièvre, que ce soit une fièvre éphémère (d'un jour) ou une fièvre d'incubation, il faut de suite appeler un médecin, car on ignore ce qu'il va avoir, et comme les maladies des enfants sont souvent très-graves et insidieuses dans leur marche, et qu'elles sont quelquefois rapidement mortelles, le médecin seul peut prévoir le danger et le prévenir par une médication bien appliquée, et garantir ainsi leur existence.

Pour compléter ce qui nous reste à dire au sujet de la variole, nous n'avons plus qu'à donner un conseil. Ce conseil est relatif à la vaccine. Faut-il faire vacciner les enfants, et à quel âge convient-il de le faire ? C'est une question grave et importante ; nous allons faire en sorte de la résoudre.

DE LA VACCINE.

153. Pour épargner aux enfants une maladie bien grave qui, lorsqu'elle ne les enlève pas à leur famille, laisse toujours à sa suite des traces indélébiles qui défigurent le visage et en détruisent la beauté, il faut profiter des bienfaits de la vaccine.

L'analogie de la forme et du développement des pustules du vaccin avec les pustules de la petite vérole, l'action préservatrice de ces pustules développées accidentellement sur les mains des personnes chargées de traire les vaches, dont le pis en était couvert, frappèrent l'esprit observateur d'un médecin anglais, Jenner, et dès lors il résolut d'inoculer le virus vaccinal pris de ces pustules sur des personnes de tout âge et de tout sexe; alors il observa que, lorsque l'éruption vaccinale s'était bien développée et qu'elle avait parcouru toutes ses phases, lors surtout qu'elle s'était accompagnée d'un mouvement fébrile, les personnes qui avaient été soumises à l'expérience, seules n'avaient point été atteintes de la variole pendant que les épidémies sévissaient sur les populations; dès lors il publia, en 1778, les résultats de sa découverte, et le bienfait de la vaccine se répandit en peu d'années, comme une manne céleste, sur toute la surface du monde civilisé.

Qui croirait qu'après d'aussi immenses bienfaits obtenus par un procédé aussi simple et aussi inoffensif, il se trouve encore dans tous les pays qui ont reçu ce bienfait des préjugés populaires qui cherchent à en atténuer les heureux résultats et même à les transformer en de véritables dangers pour la vie des enfants? car on ne manque pas de lui attribuer des maladies qui surviennent dans les âges subséquents : telles que les affections scrofuleuses, les croûtes, les dartres, et même la phthisie pulmonaire.

Pour combattre ce préjugé, nous établissons comme principe que ces maladies proviennent de toute autre cause que du vaccin, et même qu'elles n'ont ni ne peuvent avoir avec lui aucun rapport. Et d'abord, elles sont très-souvent héréditaires, dans ce cas on ne peut en accuser le vaccin; en second lieu, la phthisie est une maladie qui se rattache aux scrofules dans un grand nombre de cas (163); elle est souvent héréditaire, et lorsqu'elle ne l'est pas, elle est presque toujours occasionnée par les excès et par les passions, et elle est le triste fruit des désordres de la jeunesse. Dans ce cas encore, elle ne peut donc pas provenir du vaccin qui s'applique dans le jeune âge; car, comment établir une raison de cause à effet entre la vaccine, qui est ordinairement appliquée dans la première année de la vie, et la phthisie pulmonaire, dont les premiers symptômes ne se manifestent que vers la quinzième ou la dix-huitième année, lors surtout que la santé a toujours été très-bonne entre ces deux époques.

Mais pour garantir le succès du vaccin et rassurer les parents, il serait à propos que les médecins ne prissent du vaccin que sur des enfants qui réunissent les conditions d'une santé parfaite et qui seraient nés de parents chez lesquels il n'existe ni mauvaise santé ni aucun vice du sang; lorsqu'on réunit ces deux conditions, on ne peut donc raisonnablement se dispenser de faire vacciner les enfants.

On a encore reproché au vaccin de n'être pas toujours un préservatif, parce qu'assez souvent on voit la petite vérole se développer chez des sujets vaccinés. Ici nous pouvons affirmer, avec la totalité des médecins, que le vaccin est bien le préservatif par excellence de cette maladie, et que les cas de petite vérole qui se développent quelquefois chez des sujets vaccinés sont des varioloïdes ou petites véroles légères, qui ne laissent le plus souvent après elles aucune trace, et ce qui est d'ailleurs très-rassurant, c'est que peu de médecins ont constaté des cas graves de la variole chez des sujets ayant présenté à leur observation des cicatrices vaccinales reconnues pour être de la bonne espèce.

GOURMES ET CROUTES.

154. D'après ce que nous venons de dire sur les fièvres éruptives, on peut les considérer le plus souvent comme le résultat d'un effort critique par lequel l'organisme se débarrasse chez les enfants d'un principe hétérogène qui se développe, ou se trouve accidentellement introduit dans le sang. Nous en dirons autant des gourmes et des croûtes laiteuses qui attaquent le plus souvent le cuir chevelu (la tête) dans le jeune âge. Il est impossible

de s'opposer à leur développement, et on ne doit pas chercher à les guérir tant qu'elles sont à l'état aigu; mais lorsqu'elles existent depuis un certain temps, on peut, d'après l'avis d'un médecin, s'occuper de les guérir pendant la belle saison, en prenant toutefois les précautions convenables exigées par la nature et par les causes de ces affections.

MALADIES DE LA JEUNESSE.

155. Nous ne nous occuperons que des maladies principales qui affectent les jeunes gens, et en particulier de celles qu'on pourra leur éviter par de sages conseils et par les principes d'une bonne éducation fondés sur les lois qui régissent l'organisme, et dont nous avons donné l'exposé dans la première partie de cet ouvrage.

Nous les diviserons en deux ordres : 1° celles qui se rattachent à la croissance; 2° celles que l'on peut considérer le plus souvent comme étant héréditaires. Dans ce dernier ordre nous avons placé les maladies scrofuleuses; bien qu'une partie de ces maladies soient particulières à l'enfance, nous les avons réunies pour en faciliter l'étude.

Nous avons omis à dessein les maladies inflammatoires, bien qu'elles soient favorisées dans la jeunesse par le mouvement expansif de la vie. Ces maladies seront étudiées dans l'âge viril.

Ier Ordre. — *Maladies de la croissance.*

Les deux principales sont : la fièvre lente nerveuse chez les jeunes gens, et la chlorose ou les pâles couleurs chez les jeunes filles. Ces deux maladies, qui se rattachent souvent aux mêmes causes, sont très-importantes à connaître pour les parents; car les jeunes gens les portent, en général, debout, et on ne s'en inquiète assez souvent que lorsque la maladie est devenue grave et quelquefois au-dessus des ressources de la médecine. C'est donc pour éclairer les parents que nous allons les décrire avec quelques détails.

1° *Fièvre lente dite nerveuse.*

156. Cette fièvre atteint principalement les jeunes gens dans l'âge de 15 à 18 ans, surtout lorsque l'accroissement en hauteur s'effectue rapidement après avoir été retardé. Ainsi, la cause principale de cette fièvre, c'est un accroissement trop rapide porté au delà des conditions ordinaires de la vie.

A cette cause générale il s'en ajoute encore plusieurs autres qu'il importe de bien faire connaître aux parents: ce sont l'onanisme et la débauche prématurée d'une part, et de l'autre, les peines morales, telles que la nostalgie, ou un amour caché ou malheureux. On conçoit que dans tous ces cas, pour guérir cette fièvre, il faut faire cesser la cause qui la produit et qui l'entretient, et c'est ici principalement l'affaire des parents. Ces sujets ont été traités dans la première partie (42 et 67).

Symptômes et marche. — Les jeunes gens menacés de cette fièvre éprouvent d'abord des lassitudes et des fatigues dans les membres, et même souvent des douleurs dans les articulations; ils ont des faiblesses, des bâillements et des pandiculations; ils s'ennuient et se dégoûtent de tout travail; ils ressentent des faiblesses et des douleurs à l'estomac et entre les épaules; ils ont des palpitations et de l'oppression pour le moindre exercice, et ordinairement il s'y joint une petite toux sèche.

Pour peu que cet état de souffrance se prolonge pendant quelque temps, il se manifeste une fièvre lente qui, par sa marche, ressemble aux fièvres rémittentes; ses retours sont assez réguliers, il y a même parfois des rémissions complètes, et cependant elle ne ressemble pas aux fièvres intermittentes; ce qui la caractérise, c'est l'absence des frissons et des sueurs; les malades n'ont point perdu l'appétit et elle ne s'oppose pas aux digestions. D'ailleurs elle ne cède pas au quinquina comme les intermittentes. Lorsqu'elle n'est pas entretenue par les causes que nous avons signalées, elle disparaît à l'aide des toniques et de l'alimentation au bout de trois à cinq semaines; mais si elle se rattache à ces causes, elle mine peu à peu les sources de la vie et conduit lentement les jeunes gens à la mort par le marasme et la consomption.

Dans tous les cas, pour combattre cette fièvre, il faut toujours avoir recours aux soins d'un médecin, et il ne faut même pas la laisser marcher longtemps; car il peut survenir des complications qui rendent le traitement plus difficile et la guérison douteuse. Contrairement aux autres fièvres, il faut soutenir les forces et les réparer par une alimentation convenablement dirigée.

2° *Chlorose ou pâles couleurs.*

157. Cette maladie est particulière aux jeunes filles dans l'âge de 14 à 18 ans. La cause qui la produit c'est, d'une part, la croissance, mais bien plus encore la perturbation profonde qui résulte dans l'organisme de l'établissement d'une fonction nouvelle, la *menstruation*. Elle consiste dans une altération de la masse du sang qui a

perdu sa force plastique et sa coloration naturelle; il est devenu par l'effet de cette maladie plus fluide, plus séreux, plus faible, et par conséquent moins stimulant et moins propre à la nutrition des organes. Nous avons vu aussi qu'elle peut être occasionnée par l'abus des corsets (89).

Symptômes. — La jeune fille atteinte des pâles couleurs perd, comme l'indique ce nom, le coloris et l'incarnat qui faisaient sa fraîcheur; c'est une fleur qui se fane au lieu de s'épanouir. Cette pâleur s'observe principalement aux lèvres et aux gencives; elle éprouve des lassitudes, de l'oppression et des palpitations de cœur pour le moindre exercice; elle ressent des débilités, des faiblesses et des tiraillements à l'estomac, une douleur obtuse et comme une fatigue entre les épaules; le plus souvent elle a perdu l'appétit et ses digestions se font mal. Lorsque ses règles paraissent, la débilité générale augmente et elles sont quelquefois très-abondantes, cependant le plus souvent elles se suppriment.

Cette maladie est souvent produite et entretenue par l'onanisme et par l'action des causes morales que nous avons signalées précédemment, et dans ce cas elle fait des progrès malgré les moyens de traitement convenables; il en est de même par l'effet de l'hiver ou d'un traitement débilitant, alors la fièvre lente survient et le sang se décompose de plus en plus; il devient très-séreux, les tissus perdent leur tonicité; les jambes enflent d'abord le soir, elles désenflent pendant la nuit; la toux et l'oppression augmentent; c'est alors qu'il se produit des lésions organiques du poumon ou du cœur, et peu à peu la vie s'éteint, alors qu'elle devrait prendre son plus bel essor.

Le traitement de cette maladie doit toujours être

confié aux soins d'un médecin instruit; car il est des cas dans lesquels elle est assez difficile à reconnaître, et par conséquent à traiter.

II⁰ Ordre. — *Maladies héréditaires.*

Nous plaçons dans cet ordre la plupart des maladies nerveuses qui se manifestent dans la jeunesse, et qui le plus souvent se rattachent à l'hérédité, et en particulier l'hystérie, et aussi les affections scrofuleuses auxquelles se rattache la *phthisie*.

§ Ier. *Affections nerveuses.* — *Hystérie.*

158. C'est ordinairement l'organisation frêle et délicate des jeunes filles qui est atteinte par les maladies nerveuses, et en particulier par l'hystérie. — On l'observe principalement dans les grandes villes.

A l'époque de la puberté, la secousse que produit dans l'organisme l'établissement de la menstruation a un profond retentissement sur tout le système nerveux, et en particulier sur le système nerveux ganglionnaire. C'est alors qu'apparaît la série innombrable des accidents nerveux, qui se transmettent de la mère à la fille par voie d'hérédité. (Voy. *Affections spontanées.*)

Les causes qui en favorisent le développement peuvent toutes se rattacher à une éducation mal entendue et mal dirigée. Ce sont principalement : l'onanisme, la lecture des romans, et généralement tout ce qui, au sein de la famille comme au milieu du monde, peut dépraver les mœurs et corrompre la jeunesse. (Voy. *Passions.*)

La plupart des parents ne se doutent pas du mal qui résulte pour la jeune fille d'une éducation vicieuse et trop mondaine; il nous semble à propos d'en tracer ici l'effrayant tableau; puisse-t-il faire une impression assez forte sur leur esprit pour les engager à placer cette belle et ravissante créature dans des conditions qui feront d'elle, d'après le vœu de la nature, une femme remplie de grâces, de santé et de charmes !

Venez avec moi, ami lecteur : le médecin, appelé à soulager toutes les misères humaines, peut vous servir de guide dans la recherche de la vérité. Venez voir, sur ce lit de douleur, cette jeune fille à peine sortie de l'adolescence. Elle est en proie à toutes les souffrances physiques et morales réunies dans son être. Sa douleur est intime et profonde; son organisation frêle et délicate en est bouleversée. Elle est torturée par une horrible convulsion générale. Il n'est pas une seule partie de son corps qui ne souffre; elle suffoque à chaque instant; un spasme terrible semble menacer sa respiration et éteindre sa vie. Sa raison est égarée; elle s'agite, se frappe et se déchire; elle pleure et elle s'arrache les cheveux; elle appelle la mort à son secours, et la mort, à ce moment terrible, lui semble être un bien qu'elle ne peut obtenir.

Vous voyez aussi ses parents désolés entourer ce lit de douleur; ils font tous leurs efforts pour empêcher leur fille de se briser contre les murs. Ils croient tous qu'elle touche à sa dernière heure. — Le médecin, témoin d'une telle douleur et d'une telle affliction, reste lui-même le spectateur désolé et impuissant d'une scène aussi affligeante pour son cœur; il rêve, il cherche et il emploie différents moyens; mais le spasme et la convulsion se rient de ses efforts. L'art est devenu impuissant devant la nature bouleversée. Il doute lui-même si la force vitale va pouvoir surmonter le spasme général, et si la malade va sortir triomphante d'une lutte aussi terrible; car son expérience lui a appris que ces attaques d'hystérie spasmodique et convulsive générale ont quelquefois amené la mort par l'épuisement total et radical du principe vital.

Nous sommes loin d'avancer que l'hystérie atteigne souvent le degré d'intensité que nous venons de décrire; ces cas sont, heureusement pour l'humanité, encore assez rares; mais, pour être rarement portée au point de menacer la vie, en est-elle moins terrible pour les femmes qui en sont les victimes? Nous ne le pensons pas; car si ces attaques sont moins violentes, elles sont plus rapprochées, et elles font de la vie de la femme une vie tout entière de douleur et de souffrance. Aussi, chez beaucoup de femmes, on les voit se reproduire à chaque époque menstruelle, et souvent avant et après les règles. — Quelle triste existence!

Si les jeunes filles éprouvent dans leur organisme des perturbations si profondes par l'effet d'une éducation vicieuse et souvent immorale, les jeunes gens ne sont pas à l'abri de ces perturbations lorsqu'ils sont élevés d'après les mêmes principes et qu'ils sont soumis aux mêmes influences; car ils ont, eux aussi, un système nerveux sympathique et un système d'organes susceptibles de recevoir les secousses qui en résultent. Nous allons aussi vous en faire connaître les tristes effets, et vous conduire, ami lecteur, près d'un autre malade, dont le tableau ne sera pas moins affligeant pour votre cœur sensible. — C'est un jeune homme atteint d'une folie résultant d'un amour malheureux.— Vous le voyez absorbé par la douleur morale qu'il ressent; elle ne le quitte ni le jour ni la nuit. Son imagination en délire lui représente sans cesse l'objet de sa passion; sa raison égarée l'appelle, le voit, lui parle; puis il entre dans un délire furieux et forcené; il se fait des reproches, il en fait aux autres; il les accable d'injures; il se frappe et se jette la face contre terre; il appelle, il se désole, il crie; il demande des armes pour se donner la mort. Cet état d'exaltation dure jusqu'à ce que ses forces soient épuisées; puis il tombe dans un anéantissement profond. Alors son état est voisin de la démence et de l'idiotisme. Il ne voit plus, il n'entend plus, il ne comprend plus; son âme est tout à fait étrangère au monde extérieur; ses sens ont perdu leur destination naturelle; il est dans une sorte de contemplation qui n'est autre qu'une douleur morale profonde et incurable. — Combien de temps durera cet état ? — Dieu seul en connaît le terme!

Nous aurions encore à parler de différentes maladies qui ont leur siége dans le système nerveux général, et qui se rattachent, d'une part à l'hérédité, et de l'autre aux vices de l'éducation; mais, comme ces maladies sont en général des affections incurables, au lieu de les esquisser, nous ne ferons ici que les signaler pour l'instruction de nos lecteurs; nous y reviendrons plus tard, à l'occasion des maladies de l'âge viril et de celles de l'âge de retour. Ainsi, l'épilepsie, la folie sous toutes ses formes, la mélancolie, l'hypocondrie, la manie, la démence et l'idiotisme ont le plus souvent leur source et leur point de départ dans les passions humaines. (Voy. *Passions*, 67 et suiv.).

Que de maux affligent notre pauvre humanité! Dieu ne semble-t-il pas punir dès cette vie le mépris de sa loi !!!

§ II. *Maladies scrofuleuses.*

159. *Généralités.* — L'affection scrofuleuse est une maladie ordinairement héréditaire et constitutionnelle, très-commune, principalement dans les grandes villes.

Cette maladie est connue vulgairement sous le nom d'humeurs froides ou d'écrouelles. On la rencontre très-rarement dans les campagnes, et elle est tout à fait inconnue dans les familles qui ont conservé la moralité des temps antiques, lorsqu'elles sont d'ailleurs placées dans de bonnes conditions hygiéniques.

Ce fait, que nous avons observé, vient à l'appui de l'opinion de plusieurs célébrités médicales, qui pensent que la plupart des affections scrofuleuses dérivent d'une affection syphilitique héréditaire, transmise par voie de génération des parents aux enfants; et il s'explique parfaitement si l'on considère le virus syphilitique comme un agent morbide susceptible de se modifier, avec le temps, dans l'organisme, et d'y produire une foule de maladies très-variées et très-éloignées de la forme primitive de la maladie qui leur a donné naissance, et que le savant professeur Ricord a parfaitement bien décrites sous le titre d'accidents tertiaires de la syphilis.

Nous sommes loin d'avancer que toutes les affections scrofuleuses de l'enfance dérivent de cette source; mais ce que nous voulons faire comprendre, c'est qu'en dehors des causes extérieures qui tendent à développer cette maladie, il existe pour le médecin une cause inconnue et cachée, qui à elle seule en produit un très-grand nombre.

La scrofule en général est une maladie constitutionnelle, qui consiste dans une altération primitive de la lymphe (fluides blancs), et par suite du système des vaisseaux et des glandes affectés à sa circulation.

Outre la cause principale que nous venons d'indiquer, nous signalerons comme causes générales :

1° L'habitation dans des lieux bas, humides et mal aérés, où le froid et l'humidité règnent à peu près constamment;

2° L'usage abusif d'un régime trop exclusivement végétal, composé principalement de légumes farineux, de laitage, de fruits, etc.;

3° Le défaut d'exercice et d'insolation;

4° La malpropreté et les vêtements trop légers, insuffisants pour garantir du froid, et surtout du froid humide.

Ces causes agissent de trois manières différentes : d'abord en favorisant l'ATONIE GÉNÉRALE des organes, et surtout de l'appareil lymphatique; puis en fournissant à cet appareil un fluide mal élaboré et incapable de fournir au sang de bons éléments de nutrition; enfin, en s'opposant à l'excrétion des principes inassimilables par les émonctoires naturels et principalement par la peau.

Le tempérament lymphatique prédispose singulièrement aux affections scrofuleuses; mais, seul, il ne suffit pas pour les développer, indépendamment des causes que nous venons d'indiquer.

Symptômes. — La plupart des sujets scrofuleux portent avec eux un cachet qui les fait facilement reconnaître. — Ainsi, ils ont la peau fine et blanche, parsemée de veines bleues, surtout au visage, qui présente un certain degré de bouffissure; le nez est gonflé à sa pointe et présente souvent une teinte légèrement violacée. Les lèvres, et surtout la supérieure, sont tuméfiées et saillantes. Ils sont sujets aux fluxions, et ils ont les mains couvertes d'engelures pendant l'hiver.

Cependant il est beaucoup d'individus chez lesquels rien n'annonce que l'affection scrofuleuse soit en germe dans leur organisme. Ils ont le teint vermeil et l'apparence d'une bonne santé, lorsque tout à coup apparaissent les engorgements des glandes lymphatiques qui signalent la présence du vice scrofuleux.

Par opposition, on voit assez souvent, vers l'époque de la puberté, la diathèse scrofuleuse ou la constitution viciée par les scrofules se modifier d'une manière très-avantageuse, sous la seule influence des agents hygiéniques. Alors, la force expansive, qui se développe avec énergie, et la puissance fonctionnelle de tous les organes débarrasse quelquefois complétement l'économie de ce vice constitutionnel. La nutrition viciée est dans ce cas ramenée à son état normal, et on voit les individus scrofuleux devenir souvent forts et robustes, et prendre alors les caractères du tempérament sanguin uni au lymphatique et quelquefois aussi au nerveux. (Voy. *Développement physique*, 23 et suiv.).

Il est deux professions qui agissent dans ce sens, et qui modifient puissamment, vers cette époque, la constitution des sujets scrofuleux, ce sont l'agriculture et la vie maritime. Ainsi, on voit souvent des jeunes gens chétifs et maladifs, engagés dans la marine, ou soumis aux travaux des champs, prendre en peu de temps un développement physique rapide et acquérir une force extraordinaire à laquelle on était loin de s'attendre.

Conseils. — On conçoit dès lors que pour guérir les maladies scrofuleuses, il faut changer matériellement l'organisme; car, comme le dit fort bien M. Dubois (d'Amiens) : « Dans cette maladie, la constitution est comme un édifice bâti avec des matériaux de mauvaise qualité, et il est facile de comprendre que ce changement de constitution ne peut s'obtenir qu'avec beaucoup de temps et de persévérance dans l'emploi des moyens propres à atteindre ce but. »

En première ligne, il faut placer les moyens hygiéniques; seuls, ces moyens ont souvent suffi pour la faire disparaître vers l'époque de la puberté, tandis que les remèdes vantés comme les plus antiscrofuleux et le traitement médical le mieux combiné, s'il n'est secondé par l'action des agents hygiéniques, échouent à peu près constamment. Nous ne pensons cependant pas que ces moyens soient inutiles; au contraire, l'action des agents thérapeutiques est merveilleusement efficace lorsqu'elle est favorisée par les moyens hygiéniques, et alors le traitement est beaucoup moins long.

Moyens hygiéniques. — Les détails dans lesquels nous venons d'entrer n'ont d'autre but que de démontrer aux parents la nécessité qu'il y a, pour obtenir la guérison des enfants scrofuleux, de les placer dans des conditions opposées à celles qui ont développé la maladie et qui l'entretiennent; et ils devront, par conséquent, faire souvent le sacrifice de s'en séparer pour quelque temps. Ainsi, comme base essentielle du traitement antiscrofuleux, nous recommandons avec tous les médecins :

1° L'habitation et le séjour prolongé à la campagne, sous l'action bienfaisante du soleil et de l'air pur des champs;

2° Un exercice actif et proportionné à la force des sujets, tels sont en particulier les exercices gymnastiques ou les travaux de l'agriculture;

3° Une nourriture saine, composée principalement de viandes et de substances animales, jointe à un régime bien dirigé;

4° Des vêtements en rapport avec la température, et le soin d'éviter la suppression de la transpiration.

Les scrofules présentent une foule de variétés, qui dépendent de la nature des organes affectés; nous ne nous occuperons que de celles qui s'observent le plus souvent, et surtout de celles qui sont les plus graves dans leurs conséquences.

1° *Engorgement des glandes.*

160. Cette affection est connue vulgairement sous le nom d'humeurs froides ou d'écrouelles; elle est particulière à l'enfance depuis la deuxième jusqu'à la huitième année.

Ces engorgements siégent principalement sous la mâchoire et autour du col; lorsqu'elles commencent, ces glandes sont petites, roulantes et détachées les unes des autres, comme des grains de chapelet; elles peuvent se développer tantôt lentement, tantôt promptement; le plus souvent elles restent longtemps stationnaires et indolentes; quelquefois, après plusieurs années, on les voit passer à résolution et disparaître complétement. Cependant le plus ordinairement elles deviennent douloureuses, elles s'enflamment et passent à suppuration. Alors elles se ramollissent au centre d'abord, puis elles se fondent en pus complétement; alors la peau s'enflamme et elle s'ulcère, et le pus s'évacue. La plaie se transforme en un ulcère qui est très-longtemps à se guérir, et qui laisse à sa suite des cicatrices difformes, qui sont la preuve la plus évidente d'une constitution viciée par le principe scrofuleux.

Pour éviter le désagrément de ces cicatrices difformes, nous engageons les parents à faire ouvrir ces abcès lorsqu'ils sont arrivés à maturité complète et avant que la peau se soit enflammée; cette ouverture, pratiquée avec la pointe d'une lancette, n'est nullement douloureuse et ne laisse à sa suite aucune trace apparente.

2° *Rachitisme.*

161. Le rachitisme n'est autre que l'affection scrofuleuse des os. Cette maladie consiste dans un ramollisse-

ment de leur propre substance, et elle résulte de la diminution notable de la partie solide qui entre dans leur composition. Cette partie solide est composée de phosphate de chaux, c'est pourquoi dans le rachitisme ils perdent leur consistance et leur solidité.

On l'observe principalement dans la première enfance, alors ce sont les os longs qui sont affectés, et principalement les os des jambes; voilà pourquoi elles se tordent et se courbent; dans ce cas les enfants sont longtemps avant de pouvoir marcher seuls, on dit alors qu'*ils sont noués*.

Dans un âge plus avancé, le ramollissement porte principalement sur les os courts, qui composent la colonne vertébrale, et alors les vertèbres s'affaissent, et il s'opère une déviation de la ligne courbe naturelle que présente l'épine dorsale. Cette maladie peut être portée fort loin chez certains sujets, au point de gêner notablement les fonctions des organes essentiels à la vie, et de produire par la suite des lésions organiques très-graves.

La marche de cette maladie, comme sa durée, est très-variable. Quelquefois elle s'arrête dans son développement vers l'époque de la puberté, et les jeunes gens recouvrent la santé générale, en conservant toutefois une déviation de la taille. Mais souvent aussi à cette époque la maladie fait des progrès rapides, la déviation augmente de plus en plus, et ils succombent soit par la suite de la phthisie, ou par le progrès d'une lésion organique du cœur, ou bien encore par la suppuration des vertèbres affectées.

Dès que les parents s'aperçoivent de la déviation de la colonne vertébrale chez les enfants, ils doivent consulter un médecin habile et suivre exactement ses conseils. C'est ici surtout que le traitement hygiénique doit marcher de concert avec le traitement médical; mais, pour obtenir tout le succès possible, il faut qu'ils sachent parfois se séparer pour un temps de leurs enfants et les placer à la campagne. Il existe dans différentes localités des établissements orthopédiques pour le traitement spécial de ces affections. Ils sont dirigés par des médecins distingués, qui ont rendu de grands services à la société.

Nous ne pouvons trop nous élever de nouveau ici contre la pernicieuse habitude d'emprisonner la poitrine des jeunes filles dans des corsets garnis de fortes baleines, dans le but de s'opposer à la tendance qu'elles ont aux déviations de la taille. Nous pensons avec presque tous les médecins que c'est précisément le moyen de favoriser les difformités que l'on veut prévenir; car, comme nous l'avons déjà dit ailleurs (88), la compression exercée sur les côtes a pour effet, d'une part, de s'opposer à l'ampliation de la poitrine, de manière à rendre la respiration incomplète et insuffisante pour donner au sang sa force et ses qualités stimulantes; d'une autre part, cette constriction a encore pour effet de paralyser l'action des muscles extenseurs du tronc, sur la force desquels repose la rectitude et la forme régulière de la taille; car ce sont ces muscles seuls qui, chez l'homme comme chez la paysanne robuste, donnent à la taille des proportions régulières et souvent admirables.

3° *Tumeurs blanches articulaires.*

162. Cette maladie consiste dans l'engorgement scrofuleux des articulations. Elle se développe principalement pendant l'adolescence jusqu'à la puberté, c'est-à-dire de sept à quatorze ans; elle affecte principalement

les grandes articulations des membres. Ainsi c'est au genou, au pied et au coude qu'on l'observe le plus souvent.

Elle siége aussi à la hanche, et dans ce cas elle affecte une marche très-differente. D'abord elle produit la claudication spontanée, qui dure longtemps et qui s'accompagne toujours d'une douleur plus ou moins forte; mais lorsque l'inflammation vient compliquer l'engorgement, alors les douleurs deviennent intolérables, et tout mouvement devient impossible tant qu'elle existe. Lorsqu'elle est passée, le mouvement s'y rétablit peu à peu, et le membre se raccourcit en même temps que la hanche devient plus saillante. Mais lorsque l'inflammation persiste à l'état chronique, on observe alors une série d'accidents qui se rapportent aux engorgements des autres articulations.

Les parties constituantes des articulations d'abord envahies sont les ligaments et les parties fibreuses. Puis, plus tard, l'inflammation attaque les cartilages et le tissu osseux lui-même; ces parties s'ulcèrent et se carient, et la maladie arrive à l'incurabilité. Alors elle s'accompagne de grandes souffrances et elle conduit rapidement le malade à la mort, par le marasme et par l'épuisement qui résultent de la douleur et de la suppuration.

On reconnaît facilement les maladies scrofuleuses des articulations à un gonflement douloureux qui siége autour des articulations envahies, les mouvements sont bornés, douloureux et quelquefois même impossibles. C'est alors qu'il faut redouter l'inflammation des tissus malades, car c'est elle qui amène consécutivement tous les désordres que nous venons de signaler, et contre lesquels il n'y a souvent pas d'autre remède que l'amputation du membre, lorsque le sujet est dans des conditions générales favorables au rétablissement de sa santé.

Aussi faut-il dès l'origine consulter un médecin, et soumettre les enfants à un traitement antiscrofuleux complet et très-prolongé; car ici surtout la maladie est très-tenace, et elle ne cède qu'avec beaucoup de temps, de patience et de soins. D'ailleurs les parents doivent se décider d'autant plus à faire tous les sacrifices possibles, que c'est une maladie qui ne pardonne pas, lorsqu'on l'a laissée désorganiser profondément les articulations qu'elle a envahies. Il en est de même de celle qui va suivre.

4° *Phthisie pulmonaire tuberculeuse.*

163. Cette maladie terrible fait, chaque année, un si grand nombre de victimes parmi les jeunes gens des deux sexes, que nous allons, pour éclairer les parents, la décrire avec quelques détails.

Le mot PHTHISIE signifie *consomption*, quelle qu'en soit la cause; mais on l'applique principalement à la consomption qui résulte de la désorganisation des poumons. Cette désorganisation consiste dans une altération des glandes et des vaisseaux lymphatiques de ces organes. Elle est connue sous le nom de *tubercules pulmonaires*. Elle n'est autre que l'affection scrofuleuse, dont ils sont atteints. On l'observe principalement chez les jeunes gens, depuis la puberté jusqu'à l'âge viril, quoiqu'elle soit néanmoins une maladie de tous les âges.

Elle se développe souvent par le fait même de l'hérédité, et on voit très-souvent cette affreuse maladie se transmettre des parents aux enfants comme un germe de mort en recevant la vie.

Outre l'hérédité, les causes éloignées qui prédisposent à la formation des tubercules sont précisément celles qui tendent à développer l'affection scrofuleuse, dont elle n'est qu'une conséquence. Telles sont l'habitation dans des lieux bas, humides et froids, un mauvais régime alimentaire, les professions sédentaires et surtout celles qui exposent à l'irritation des bronches, les excès, et en particulier ceux qui débilitent l'organisme; tel est surtout l'onanisme chez les jeunes gens.

La cause occasionnelle de cette maladie vient d'une faiblesse de l'organe pulmonaire qui favorise le dépôt du principe scrofuleux sur ces organes. Cette faiblesse les prédispose à l'irritation, et l'irritation dont ils sont le siége y détermine la formation des tubercules. Ce sont des granulations blanches déposées dans le tissu même des poumons, et qui ne sont autres que le produit d'une lymphe dégénérée.

Mais la cause productrice la plus puissante de la phthisie pulmonaire, c'est la suppression habituelle et fréquente de la transpiration, de même que sa diminution lente et insensible. Il est facile de comprendre l'action de cette cause, car les principes hétérogènes qui s'évacuent incessamment par la peau, étant en partie retenus dans le sang, circulent avec lui et vont se déposer sur les organes prédisposés par leur faiblesse à en subir l'influence [12], et ce sont ici les poumons.

Nous pensons qu'il n'est rien de plus utile que d'indiquer aux parents à quels signes ils pourront reconnaître que les jeunes gens sont menacés de cette terrible maladie. Car, semblable à un poison lent et destructeur, elle ne manifeste bien sa présence et n'inspire des inquiétudes que lorsqu'elle donne la mort. Ainsi elle se développe sourdement et marche en silence jusqu'à ce qu'elle ait détruit l'organe pulmonaire, et c'est au point que les malades ne réclament sérieusement les secours de l'art que lorsqu'il n'est plus temps d'y remédier.

Il faut, avant tout, tenir compte de la prédisposition héréditaire; ensuite on observe les signes suivants : Les jeunes gens prédisposés à la phthisie ont la poitrine étroite transversalement, ou bien aplatie d'avant en arrière; ils sont sujets à s'enrhumer, et ils ont de la peine à se débarrasser de leurs rhumes, ou bien ils ont une petite toux sèche qui persiste longtemps sans amener d'expectoration, et cette toux est ordinairement accompagnée d'un peu d'oppression lorsqu'ils marchent un peu vite. Tous ces signes annoncent une poitrine délicate, et le plus souvent ils résultent de la présence des tubercules dans les poumons. La maladie est alors au premier degré. Il ne faut pas s'endormir sur leur état, et il faut au plus tôt appeler un médecin, afin qu'il s'assure de l'état actuel des poumons.

Ce qu'il ne faut pas oublier, c'est que cette maladie n'est guère susceptible de guérison qu'autant qu'elle est encore au premier degré, et cette première période de la maladie s'accomplit à l'insu du malade, et elle passe pour ainsi dire inaperçue; on la prend pour un simple rhume; on se contente de prendre un peu de tisane, ou de faire quelques remèdes de commères, et on la laisse ainsi arriver à l'incurabilité; car au bout de quelques mois, et même quelquefois de quelques semaines, elle passe à la seconde période.

Le second degré est caractérisé par le ramollissement des tubercules. Il a lieu par l'effet d'un travail d'inflammation qui s'opère dans ces tissus dégénérés. Alors la toux et l'oppression augmentent; le malade éprouve une douleur sourde dans la poitrine. L'expectoration commence, et les crachats présentent une forme particulière. La fièvre lente se déclare ; elle se manifeste surtout le soir et après les repas ; elle se prolonge pendant la nuit, et alors elle s'accompagne de sueurs abondantes, qui épuisent rapidement les forces. L'amaigrissement se prononce et fait des progrès rapides, et la maladie passe à la troisième période.

Ce troisième degré de la phthisie n'est autre que la fonte purulente des poumons. Nous ne la décrirons pas, car elle n'est qu'un tableau désolant de toutes les souffrances réunies dans un seul être, et au fond de ce tableau on voit toujours l'espérance, présent ineffable de la Providence, qui vient encore adoucir les derniers moments de ceux auxquels cette affreuse maladie n'a plus laissé qu'un souffle de vie.

Marche aiguë. — Nous venons de décrire la forme lente de la phthisie, c'est celle qui s'observe le plus souvent ; mais il arrive quelquefois que cette maladie débute par l'hémoptysie (ou crachement de sang), et alors elle prend souvent une forme aiguë. Dans ce cas, la désorganisation suit de près l'invasion ; elle présente une marche rapide, et elle est promptement funeste ; on l'a désignée sous le nom de phthisie aiguë, inflammatoire ou galopante. Elle résulte d'une faiblesse excessive de l'organe pulmonaire, et elle place le malade dans les conditions les plus défavorables au traitement ; aussi l'art médical est-il presque toujours impuissant pour arrêter et même pour retarder la marche désorganisatrice de cette forme de la phthisie.

Curabilité de la phthisie lente. — Il n'en est pas de même de la forme lente de cette maladie, et son degré de curabilité dépend de la cause qui la produit ou qui la développe ; de la forme qu'elle affecte, et des progrès qu'elle a faits.

Si l'on voit tant de jeunes gens succomber aux progrès fents et insensibles de la forme lente de la phthisie, cela tient le plus souvent à l'instabilité des malades ou de leurs parents. Ils voudraient voir disparaître en quelques jours tous les symptômes de cette formidable maladie, et si le traitement prescrit n'a pas guéri en quinze jours, on essaye d'un autre, et le plus souvent on va s'adresser à une foule de gens ignares et de charlatans, et c'est ainsi que le malade arrive à l'incurabilité.

Cette instabilité si ordinaire dans notre siècle met les médecins dans l'impossibilité d'appliquer convenablement le traitement rationnel de cette maladie et d'en constater les heureux effets; voilà pourquoi on la croit généralement au-dessus des ressources de l'art.

Un autre inconvénient, qui conduit souvent aussi les malades à l'incurabilité, c'est que le traitement ne réussit bien ordinairement que pendant la belle saison; alors les malades éprouvent tous les bienfaits d'une sage médication, et leur état s'améliore assez vite; aussi qu'arrive-t-il? c'est qu'ils prennent cette amélioration pour une guérison, et, se croyant guéris, ils mettent de côté les remèdes et suppriment souvent même toutes les précautions hygiéniques; mais l'hiver revient, et il ramène avec lui tous les symptômes de la maladie. C'est alors qu'ils subissent toutes les conséquences de leur grave imprudence; la maladie marche plus rapidement pendant la saison froide; elle passe au second degré, et elle arrive à l'incurabilité. Peut-on ici encore accuser le médecin?

Conseils. — Lors donc qu'un jeune homme ou une jeune personne sont atteints d'une phthisie commençante, on doit consulter un médecin prudent et instruit, et soumettre le malade rigoureusement et pendant longtemps au régime et au traitement rationnel qu'il va prescrire; mais il ne faut pas oublier que, pour arrêter le développement des tubercules et pour les faire disparaître, il faut modifier profondément la constitution vicieuse du sujet, et que ce n'est pas l'ouvrage d'un jour, mais de plusieurs mois (159), et souvent même de plusieurs années; et ceci ne peut s'obtenir qu'à l'aide d'un traitement rationnel bien dirigé et suivi avec persévérance pendant très-longtemps. On ne doit même se croire guéri que lorsque le médecin en a donné positivement l'assurance.

L'hygiène est donc la base du traitement rationnel de la phthisie; pour rendre tous les services dont elle est capable dans cette maladie, elle doit remplir les indications suivantes :

1° Placer le malade dans de bonnes conditions générales, opposées aux causes qui développent les scrofules, et par suite les tubercules;

2° Rétablir les fonctions de la peau et les régulariser en combattant les sueurs nocturnes; car la transpiration insensible et régulière est le moyen naturel qui s'oppose le plus à la formation et au développement des tubercules;

3° Placer l'organe pulmonaire dans les conditions les plus favorables au développement régulier de ses fonctions, afin qu'il puisse récupérer sa force de résistance vitale et toute son activité fonctionnelle.

Ainsi, pour remplir la première indication, il faut profiter de la belle saison, et encore, pendant cette saison, faut-il éviter avec soin les transitions de la température si fréquentes dans nos climats. Les malades doivent par conséquent se vêtir convenablement et suivre en cela les variations qu'elle présente dans les différents moments de la journée. Mais si l'on est dans l'hiver, il faut placer le malade dans un air pur, un peu sec et médiocrement chaud, et régulariser autour de lui la température des appartements qu'il habite. Il ne doit respirer l'air du dehors que lorsqu'il est doux et non chargé d'humidité. Ces conditions sont assez difficiles à obtenir dans nos climats ; voilà pourquoi on donne le conseil aux malades d'aller pendant l'hiver habiter un climat doux et tempéré, le midi de la France ou l'Italie. Mais ils ne devraient pas attendre, pour suivre ce conseil, que la maladie fût trop avancée, car alors il ne leur est plus profitable. En outre, pour remplir la première indication, ils doivent être soumis pendant très-longtemps à un régime doux et léger, mais fortifiant sans être échauffant. Les viandes légères, les œufs, quelquefois les viandes rouges préparées simplement, doivent faire la base du régime. Le lait ne leur convient pas comme aliment essentiel, mais ils peuvent en user comme accessoire. Il existe cependant des exceptions à cette règle, mais c'est au médecin d'en juger. Enfin ils doivent faire tous les jours un exercice régulier et convenable, et habiter autant que possible la campagne (91), afin de développer et d'entretenir l'activité de toutes les fonctions organiques et en particulier la nutrition (10).

A la seconde indication se rapporte l'usage des flanelles sur la peau ; les frictions sur toute la périphérie du corps (90) et en particulier sur les membres inférieurs pour y activer la circulation. De plus il faut tenir les pieds chaudement, afin de favoriser la transpiration qui s'effectue par cette voie, et qui, comme on le sait, est très-favorable à la santé (141). Pendant l'hiver les malades doivent, nous le répétons, porter des vêtements chauds et moelleux qui conservent bien le calorique vital, tout en favorisant l'évaporation de la transpiration (88). Enfin ils doivent changer souvent de linge et même de vêtements pour les aérer, jamais ils ne doivent garder le linge de corps lorsqu'il est imprégné d'humidité.

La troisième indication se remplit en combattant la toux par des tisanes, des potions ou des pilules calmantes, en évitant de parler longtemps et à haute voix, en marchant avec lenteur et en pays droit, et en faisant respirer souvent au malade l'air pur de la campagne sur un coteau abrité contre les vents du nord et exposé au midi.

Il ne faut pas croire que lorsque les prescriptions hygiéniques que nous venons d'indiquer sont remplies le médecin n'a plus rien à faire. Ce serait une grave erreur, et, pour éclairer les parents ou les malades à cet égard, nous allons tout simplement énumérer les principales indications que le médecin a à remplir et sur lesquelles repose le traitement médical. Ce sont celles 1° qui se rapportent à la cause qui produit la maladie et qui la développe ; 2° celles qui se rapportent à la forme qu'elle affecte, à sa marche, au degré qu'elle présente et à ses complications ; 3° celles qui sont relatives aux maladies antérieures ; 4° celles qui résultent des fonctions supprimées ou perverties ; 5° celles qui se rattachent aux sympathies morbides diverses, etc.

Lors même que la maladie serait arrivée à l'incurabilité, ce qu'on ne peut toutefois savoir absolument, puisqu'on voit assez souvent, même dans des cas en apparence désespérés, les malades revenir à la santé, il faudrait encore avoir recours aux soins d'un médecin, car c'est le seul moyen d'entretenir l'espérance du malade, ce bienfait précieux de la Providence, qui seul le soutient encore et qui le conduit à l'éternité en lui cachant l'horreur de sa position.

MALADIES DE L'AGE VIRIL.

164. Nous avons précédemment passé en revue les indispositions auxquelles chacun peut être sujet dans tous les âges de la vie. Nous allons maintenant aborder le vaste champ des maladies qui se rattachent plus particulièrement à l'âge viril; et, bien qu'on les observe également pour la plupart dans la jeunesse et dans l'âge de retour, nous les avons rassemblées dans un cadre pour les isoler de celles qui sont plus particulières à l'âge qui précède ou qui suit l'âge viril. Mais, pour abréger notre travail, nous en restreindrons le cadre aux seules maladies que l'homme peut éviter en se gouvernant d'après les règles hygiéniques que nous avons étudiées dans la première partie de cet ouvrage, et le but que nous nous proposons sera rempli lorsque nous aurons mis sous les yeux de nos lecteurs le tableau des maux que l'homme accumule sur sa tête, d'une part, par les désordres auxquels il se laisse entraîner par ses passions; de l'autre, par ses infractions multipliées aux règles de l'hygiène, et enfin par les imprudences qu'il commet chaque jour; car toutes ces causes réunies compromettent sa santé et abrègent ses jours. Nous nous estimerons heureux si nous rencontrions parmi nos lecteurs beaucoup de personnes qui, ayant compris notre pensée, s'occupent de réaliser pour elles-mêmes la devise que nous avons adoptée : *la santé et une longue vie.*

Afin de suivre un ordre qui se rattache à l'hygiène, nous avons adopté une classification qui repose sur les causes productrices des maladies, et nous les avons partagées en cinq sections :

1° Maladies par *excès de sang* ou occasionnées par la *pléthore* des vaisseaux, le sang conservant son état normal.

2° Maladies par *suppression* de la *transpiration*. — Dans ce cas le sang recèle le principe hétérogène qui doit être éliminé par cette fonction dépuratrice.

3° Maladies occasionnées par les *excès alcooliques*. — Cette cause porte atteinte principalement à la vie du système nerveux, dont elle use rapidement la vitalité.

4° Maladies occasionnées par les *excès vénériens*. — Sous l'influence de cette cause, l'homme use rapidement sa vie et se prépare pour lui-même, et même pour sa postérité, une longue série de souffrances par la corruption de son sang.

5° Maladies causées d'une part par les écarts de régime, et de l'autre par l'effet des travaux excessifs ou trop prolongés. — La plupart de ces causes agissent d'abord en pervertissant les digestions, ou bien en altérant la composition du sang.

PREMIÈRE SECTION.
MALADIES PAR EXCÈS DE SANG.

La surabondance de sang dans les vaisseaux constitue l'*état pléthorique*. Bien que la pléthore ne soit pas par elle-même une maladie, elle est une cause puissante à laquelle se rattachent plusieurs maladies, même graves et souvent mortelles. Ce sont les congestions actives et les hémorrhagies.

C'est à la pléthore sanguine qu'il faut attribuer la plupart des cas de mort subite qui chaque jour enlèvent un si grand nombre d'individus. Ainsi l'homme arrivé à l'état pléthorique est tous les jours placé sous l'imminence d'un coup de sang ou d'une congestion prête à le frapper. Il importe donc beaucoup de lui faire savoir à quels signes il reconnaîtra le danger qui le menace, et de lui enseigner aussi le moyen de l'éviter.

Signes de la pléthore. — L'homme arrivé à l'état pléthorique éprouve des vertiges qui se renouvellent souvent; il a des éblouissements et des tintements d'oreilles; il ressent des lassitudes et des fatigues dans les jambes. Il a la tête lourde et pesante, elle est comme serrée par un bandeau frontal; il a une grande propension au sommeil, surtout après le repas; son sommeil est pesant et souvent agité. Lorsqu'à ces signes s'ajoutent les symptômes suivants : tels qu'un fourmillement dans les membres ou à la face d'un seul côté du corps; si ce fourmillement va jusqu'à l'engourdissement, si l'individu ressent une faiblesse dans les membres d'un côté qui rende sa démarche vacillante et analogue à celle d'un homme ivre, alors l'attaque est imminente, car le malade éprouve une congestion cérébrale au premier degré, et un nouveau raptus ou mouvement du sang vers la tête va la produire infailliblement.

Il ne faut jamais attendre que l'attaque soit près de frapper, car il ne faut qu'un instant pour la produire, et elle peut arriver avant qu'on ait eu le temps de la prévenir. On doit donc, dès qu'on éprouve les premiers signes de la pléthore, consulter un médecin et se faire saigner s'il le juge à propos, d'après l'état du pouls, car la saignée est ici l'ancre de salut; mais nous reviendrons plus loin sur ce point important; avant nous allons en rechercher les causes et quels sont les moyens de prévenir la pléthore.

Ses causes. — Mais éviter la pléthore n'est pas toujours chose facile; on peut même dire qu'il est un certain nombre de personnes qui ne peuvent s'y soustraire quoi qu'elles fassent, car il est des individus, des femmes surtout, qui, lors même qu'ils ne vivraient que de laitage, de légumes et de fruits, et qu'ils ne boiraient que de l'eau, arriveraient néanmoins, quoique plus lentement, à l'état pléthorique. Ceci tient à la force vitale qui, chez ces sujets, organise puissamment la partie alibile ou nutritive des aliments, et les transforme en sang. Ces cas ne sont pas heureusement les plus ordinaires, ils sont même exceptionnels et assez rares; de telle sorte que nous pouvons sans crainte dire à chacun de nos lecteurs : pour éviter la pléthore et ses conséquences, soyez sobres et tempérants, car l'abus des aliments et des boissons stimulantes, et surtout les excès de la gourmandise et de la sensualité sont les causes productrices les plus puissantes des coups de sang (apoplexies), qui enlèvent à leur famille un si grand nombre d'hommes, beaucoup avant le temps marqué par la nature. Et l'homme ainsi frappé disparaît en un instant, au milieu de sa carrière, et alors qu'il avait le plus grand besoin de vivre pour le succès de ses affaires et pour assurer l'avenir de sa famille.

Moyens d'éviter la pléthore. — Pour éviter la pléthore l'homme doit régler son régime suivant la nature de ses besoins et de ses occupations. Il ne doit jamais manger jusqu'à satiété, mais toujours rester sur son appétit; car quelques bouchées de moins à chaque repas suffiront pour la prévenir, tandis qu'un peu de plus répété chaque jour et à tous les repas y conduira infailliblement. En outre il doit se livrer chaque jour à un exercice actif, proportionné à son âge et à ses forces; car l'oisiveté et l'absence de tout souci y prédisposent singulièrement.

L'homme robuste qui se livre à des travaux dans lesquels il dépense beaucoup de forces peut, par cela même qu'il a plus à réparer, user d'une plus grande quantité d'aliments sans craindre la pléthore, tandis que celui qui est faible et plus ou moins valétudinaire, comme celui qui vit dans l'oisiveté ou celui dont les occupations exigent moins de dépense de forces, arrivera bientôt à la pléthore s'il fait plus de sang qu'il n'en dépense.

Les individus d'un tempérament sanguin qui ont le col court, ceux surtout qui, comme nous le disions tout à l'heure, ont une grande force de sanguification, c'est-à-dire qui font beaucoup de sang, doivent user principalement d'aliments pris dans la classe des végétaux et des aliments mixtes, tels que le laitage et ses composés, le poisson et les œufs; ils doivent préférer les viandes blanches aux viandes rouges de mouton ou de bœuf, et ils doivent s'interdire la chair de porc et celle de gibier. En outre, ils doivent éviter de manger jusqu'à satiété et par conséquent aussi de faire des excès.

Les femmes sont généralement plus prédisposées à la pléthore que les hommes, à cause de leurs habitudes ordinairement sédentaires. Elles éprouvent même chaque mois une espèce de pléthore, qui se dissipe spontanément par un flux sanguin périodique; mais, arrivées à l'âge de retour, lorsque ce flux a cessé de paraître, elles se trouvent bientôt dans les conditions de l'état pléthorique, d'où vient la nécessité pour elles de suivre les conseils que nous avons donnés à ce sujet (122).

En général, rien ne conduit plus promptement l'homme à l'état pléthorique et ne le prédispose plus aux congestions sanguines que l'usage habituel aux repas des boissons fortes et stimulantes, car leur effet immédiat, lorsque l'estomac est bon, c'est d'exciter l'appétit et d'activer les digestions, et leur effet consécutif, c'est de conduire à l'apoplexie et à la paralysie par la voie d'une réparation supérieure au besoin réel de l'organisme.

Quel sera donc le guide de l'homme dans l'usage qu'il doit faire des aliments et des boissons propres à réparer ses forces et à entretenir chez lui le foyer de la vie ? Qui donc lui enseignera les choses dont il doit user et quelles sont celles qu'il doit éviter ? Ce sera sa raison, guidée par son instinct naturel.

Dieu, en créant l'homme, lui a donné, comme aux animaux, un instinct particulier à sa nature et approprié à ses besoins, et de plus qu'aux animaux, il lui a donné la raison pour guider son instinct dans la limite de ses besoins et de ses devoirs (36), et lorsqu'il n'a pas perverti son instinct naturel par la passion qui constitue le vice de la gourmandise, il sent en lui un besoin d'user de tels aliments ou de telles boissons, d'après l'état actuel de son organisme, comme aussi il se sent porté à refuser tout ce qui ne lui convient pas sous le rapport de sa santé. C'est le goût et quelque chose de plus que le goût qui sont dans ce cas son guide le plus certain.

165. *Conseils relatifs à la pléthore.* — L'homme arrivé à l'état pléthorique, soit par la force de son tempérament ou par suite de l'omission des préceptes que nous venons d'indiquer, ne doit pas rester dans cet état; car, nous le répétons, il est placé sous l'imminence d'une congestion active. Il doit aller de suite consulter un médecin, et, s'il lui propose la saignée, il ne doit pas balancer un seul instant à suivre son avis; car le seul moyen d'enlever immédiatement la pléthore, c'est d'évacuer par la veine l'excédant du sang que ne peuvent plus contenir les vaisseaux ; l'effet immédiat et direct de la saignée, c'est de rétablir l'équilibre dans le sys-

tème sanguin et de favoriser la répartition égale du sang dans toutes les parties du corps. Par elle on débarrasse le plus promptement possible les organes centraux de la vie, menacés ou déjà envahis par la congestion sanguine.

En outre, il doit se mettre pendant quelques jours à un régime léger et tempérant, d'après les conseils de son médecin.

Il existe, il est vrai, des contre-indications à la saignée chez certains sujets, mais c'est au médecin seul à les apprécier, d'après les connaissances qu'il a acquises sur la nature du tempérament, sur les habitudes et enfin d'après l'état des lésions fonctionnelles ou organiques existantes.

Mais il faut bien se garder d'écouter à cet égard les avis de ceux qui se plaisent tant à en donner, et on doit éviter de tomber dans le préjugé populaire, qui est si souvent funeste à ceux qui s'y laissent prendre. Ce préjugé consiste à dire que l'homme n'a jamais trop de sang, que c'est le sang qui donne la force et que c'est lui qui fait vivre. Nous, nous vous dirons que l'excès de sang dans les vaisseaux absorbe et ôte la force, en attendant qu'il enlève la vie ou qu'il paralyse à la fois les forces et les facultés. N'allez pas croire avec le vulgaire que l'on diminue la masse du sang en prenant certaines tisanes et des bains de pieds. Ces moyens sont insignifiants ; ils ne remplissent pas le but qu'on se propose d'atteindre, et s'en reposer exclusivement sur eux, c'est, pour ainsi dire, attendre la mort de pied ferme.

§ Iᵉʳ. — *Congestions sanguines.*

Nous avons dit que la pléthore prédispose aux congestions. Elles sont d'autant plus graves qu'elles ont lieu sur des organes dont les fonctions sont plus essentielles à la vie; ainsi, lorsque le cerveau, les poumons ou le cœur deviennent le siége d'une congestion, la vie peut s'éteindre immédiatement par la suspension momentanée de l'une des trois fonctions qui constituent le trépied vital et sur lesquelles elle repose (9).

1° *Au cerveau.* — *Apoplexie et paralysie.*

166. C'est vers le cerveau qu'elles se font le plus souvent, et alors elles produisent l'apoplexie et la paralysie.

Les causes de la fréquence des congestions cérébrales sont : d'une part, le volume et le nombre des artères qui apportent le sang au cerveau et la multitude des vaisseaux qui le pénètrent en tous sens; de l'autre, c'est son rapprochement du centre de la circulation, et par conséquent la force avec laquelle le cœur chasse le sang vers lui. Enfin, c'est sa texture molle et pulpeuse (2) qui se laisse facilement pénétrer par le sang lorsque les vaisseaux sont distendus, parce qu'elle ne peut ni s'étendre ni se développer au delà des limites de la boîte osseuse qui le contient et qui le protége.

La congestion cérébrale présente trois degrés différents, que nous allons faire connaître : au premier degré, elle produit le vertige et l'engourdissement, dont nous avons déjà parlé, et le vertige peut être porté au point de faire perdre l'équilibre; il est produit par la distension des vaisseaux par le sang, qui compriment légèrement le cerveau. Au second degré, l'homme perd l'équilibre, il est renversé, il tombe à l'instant même sans connaissance, sans parole et sans mouvement; mais cet état se dissipe complétement de lui-même ou par l'emploi des moyens convenables, après un temps variable entre quelques minutes et quelques heures. Il tient à la compression forte du cerveau par les vaisseaux distendus par le sang, mais sans lésion aucune : c'est l'apoplexie fugace et passagère. Au troisième degré, le malade est frappé comme d'un coup de foudre, il est jeté par terre avec violence; les grandes fonctions sont un instant suspendues, et si elles ne se rétablissent pas dans la minute, la mort a frappé sa victime. A ce degré, la compression est portée à son comble; la distension extrême des vaisseaux par le sang a déterminé la rupture d'un vaisseau dans un point quelconque du cerveau, et il s'est fait à l'instant même un épanchement de sang dans la substance de cet organe (*hémorrhagie cérébrale*). Lorsque cet épanchement s'est effectué dans un point central du cerveau, il produit la mort subite : c'est l'apoplexie foudroyante; s'il en est très-rapproché, les grandes fonctions se rétablissent, mais incomplétement, et la mort arrive dans les trois jours qui suivent l'attaque : c'est l'*apoplexie lente*. Lorsqu'il est assez éloigné du centre pour permettre à la vie de reprendre ses droits, les grandes fonctions se rétablissent peu à peu, au bout de quelques jours; mais le malade reste paralysé des membres qui reçoivent l'influx nerveux ou le mouvement du point du cerveau lésé (4). La paralysie peut se dissiper à peu près complétement au bout de plusieurs semaines, c'est ce qui arrive lorsque l'épanchement est très-circonscrit, après que le caillot de sang est tout à fait résorbé. Enfin la paralysie peut persister en partie ou en totalité, c'est ce qui a lieu lorsque l'épanchement a été considérable et que le caillot est volumineux ; la lésion du cerveau, dans ce cas, est permanente, et la paralysie est irrévocable.

Une première attaque d'apoplexie ou de paralysie prédispose à une seconde, celle-ci à une troisième, et les malades qui en ont été frappés finissent presque toujours par y succomber, car le cerveau s'affaiblit de plus en plus ; il résiste moins à l'action du sang, c'est ce qui prépare de nouvelles attaques.

Conseils relatifs au coup de sang. — Comme il arrive très-souvent que l'homme se trouve surpris par le coup de sang, nous avons vu que le malade frappé d'une congestion cérébrale active tombe à l'instant même, comme s'il était renversé par la foudre. Il faut, si l'on se trouve à sa portée, le recevoir afin de prévenir le choc de sa tête sur le sol, qui seul peut rendre l'attaque foudroyante, en déterminant la rupture des vaisseaux du cerveau, et par suite un épanchement mortel dans la substance même de cet organe. Aussitôt il faut le coucher horizontalement sur le sol, et la personne qui l'a reçu, se plaçant derrière lui, à genoux, lui fait, avec ses cuisses, un plan incliné sur lequel elle pose la tête et la moitié supérieure du corps du malade. Il faut de suite lui ôter sa cravate, sa coiffure et en général tout vêtement qui peut serrer le corps, et gêner le retour du sang de la tête au cœur (7) ; mais il faut faire en sorte de lui imprimer le moins de mouvement possible, afin de ne pas augmenter les désordres déjà produits dans le cerveau, et surtout afin d'éviter la rupture des vaisseaux, si elle n'a pas encore eu lieu.

On conçoit qu'il faut se hâter d'appeler un médecin, et qu'il faut avoir recours aux soins du premier arrivé, car le danger est pressant, et dans ce cas et autres semblables, il ne faut pas tenir à choisir un médecin; seulement il est convenable et même à propos, lorsque le malade a son médecin, de l'appeler conjointement avec celui qui lui a donné les premiers soins.

On est dans l'usage, en attendant que le médecin soit arrivé, de faire prendre au malade une cuillerée d'eau des jacobins, ou un verre d'eau salée, lorsqu'on n'a pas autre chose à sa disposition. Le mieux serait de ne rien faire du tout, et d'éloigner du malade la foule des curieux et surtout les consultants importuns. Cependant, lorsque la déglutition est facile, l'eau des jacobins, mitigée avec une ou deux fois autant d'eau, a pour effet de ranimer la circulation immédiatement ralentie par la compression du cerveau; mais si le malade ne peut avaler sans tousser, il ne faut pas en donner, car les secousses de la toux peuvent augmenter les désordres et le malade peut suffoquer. Il ne faut pas non plus réitérer la dose, car on dépasserait le but que l'on veut obtenir, en produisant une excitation trop prononcée.

2° *Congestions aux poumons et au cœur.*

167. Lorsque la congestion sanguine se fait aux poumons et au cœur, la circulation s'embarrasse dans ces organes centraux de la vie, et pour peu qu'elle augmente ou qu'elle dure seulement quelques instants, la vie s'éteint immédiatement par la suspension de la respiration et de la circulation.

Les symptômes précurseurs de l'attaque sont l'anxiété précordiale, c'est-à-dire un malaise indéfinissable, qui semble porter atteinte à la vie du cœur; une toux vive, sèche et fatigante, un sentiment de sécheresse et de picotement à la gorge, de plénitude et de chaleur dans la poitrine, des vapeurs au visage, un goût de sang très-prononcé, de l'oppression, et ordinairement quelques crachats sanguinolents qui sont même souvent composés de sang pur.

Lorsque la congestion se fait au cœur, à l'anxiété précordiale très-vive que ressent le malade se joignent des palpitations violentes et un sentiment général de faiblesse et de défaillance.

Le coup de sang qui constitue l'apoplexie pulmonaire et cardiaque (du poumon ou du cœur) est souvent plus rapide et plus promptement funeste que celui qui porte son action sur le cerveau. Il frappe souvent au milieu du sommeil. Nous n'avons pas besoin de dire que c'est encore ici la saignée qui, lorsqu'elle est pratiquée à temps, est l'ancre de salut.

§ II. *Hémorrhagies actives.*

168. Lorsque la pléthore des vaisseaux est arrivée à un certain degré, si le mouvement congestionnel du sang se porte vers les membranes muqueuses qui tapissent l'intérieur des organes creux, alors l'exhalation qui, dans l'état normal, se fait à la surface de ces membranes, est d'abord accrue, puis elles exhalent ou sécrètent le sang tout pur, c'est ce qui constitue une *hémorrhagie active*.

Dans l'état normal, les membranes muqueuses qui tapissent les cavités du nez, de la bouche, des poumons, du tube digestif, etc., sécrètent un fluide blanc, transparent, épais et filant, que l'on a désigné sous le nom de mucus. Le produit de cette sécrétion est ordinairement analogue à du blanc d'œuf; mais lorsque, sous l'influence d'une excitation quelconque, cette sécrétion est augmentée, il devient plus fluide, et quelquefois il est clair et limpide comme de l'eau ; alors il devient séro-muqueux, puis tout à fait séreux : de là à la production du sang il n'y a pas loin.

Ainsi donc les hémorrhagies peuvent se produire à la surface de toutes les membranes muqueuses; mais il en est qui ont le triste privilége de les rendre abondantes, et qui exhalent le sang comme la peau exhale la sueur.

Nous ne nous occuperons que de celles qui peuvent devenir dangereuses par leur abondance, ou bien par l'importance des organes qui en sont le siége. L'hémoptysie seule est dans ce dernier cas.

1° *Hémoptysie.*

169. Sous le nom d'hémoptysie, on désigne l'hémorrhagie qui a lieu à la surface interne des bronches ou des poumons. Le danger de cette hémorrhagie vient moins de l'abondance du sang expectoré que du désordre que l'hémorrhagie produit dans les fonctions et dans la texture d'un organe aussi important à la vie.

Ainsi, d'une part, elle peut occasionner promptement la mort par la suffocation qui résulte de l'engouement des bronches par le sang. Il y a, dans ce cas, *hémorrhagie* et *apoplexie pulmonaire*. D'une autre part, elle produit des épanchements dans la substance même des poumons par la rupture des petits vaisseaux, et ces foyers hémorrhagiques déterminent constamment des accidents graves qui peuvent occasionner la mort par l'inflammation consécutive, ou qui sont très-longtemps à guérir. On les a vus occasionner la phthisie ulcéreuse et amener la mort par suite de la fonte purulente des poumons.

Les symptômes qui l'annoncent sont ceux que nous

avons décrits dans l'article précédent, car elle est l'effet d'une congestion pulmonaire active. Nous dirons seulement ici que les crieurs publics, les orateurs et les chanteurs y sont prédisposés par leur profession; il en est de même de ceux qui séjournent habituellement dans un air chaud et concentré, ou qui sont soumis à l'action des gaz irritants.

On ne doit jamais laisser durer longtemps l'hémoptysie, et lors même qu'elle n'est pas abondante, il faut de suite consulter un médecin et suivre exactement ses conseils, car, comme nous l'avons dit, elle produit presque toujours des désordres dans les poumons, et elle entraîne à sa suite la phthisie.

2° Hémorrhagies graves par leur abondance.

170. Nous allons indiquer collectivement le danger que certaines hémorrhagies présentent par leur abondance, ce danger est en raison directe de la quantité de sang évacué. Ces hémorrhagies sont celles qui se produisent à la surface interne de l'estomac et des intestins, et celle qui provient de l'utérus chez la femme et de la vessie chez l'homme.

Dans l'âge viril ces hémorrhagies sont presque toujours le résultat d'un état pléthorique. Elles ont pour effet d'abord d'opérer une déplétion générale des vaisseaux sanguins, et elles soulagent pour un moment; mais lorsque le mouvement fluxionnaire est établi vers une surface exhalante, il arrive assez souvent que le sang ne s'arrête pas lorsque cette déplétion est suffisante, et c'est alors que l'hémorrhagie devient grave et même dangereuse, car le sang coule jusqu'à ce qu'une syncope vienne en suspendre le cours, et souvent il reparaît lorsque le cœur chasse de nouveau le sang dans les vaisseaux, et la vie s'exhale ainsi avec le sang.

Un autre danger des hémorrhagies abondantes c'est la tendance à la récidive, et dans certains cas cette tendance est telle que, sous l'influence de la cause la plus légère, on voit le sang reparaître et fluer de nouveau avant même que le malade ait eu le temps de réparer les pertes qu'il a faites, et cela arrive parce que la fluidité du sang augmente en raison de l'hémorrhagie, car il ne se répare d'abord que dans sa partie séreuse, et, devenu par l'effet de la perte plus fluide et plus faible, il transsude facilement par les vaisseaux exhalants des surfaces muqueuses, et les malades épuisés finissent par mourir exsangues.

Conseils. — Si nous sommes entré dans tous ces détails, c'est afin de faire sentir à nos lecteurs toute l'urgence qu'il y a dans les hémorrhagies abondantes d'appeler au plus vite un médecin, et la nécessité pour le malade de se soumettre sans réserve à ses prescriptions. Mais d'abord, en attendant qu'il soit arrivé, il faut de suite coucher le malade en ayant le soin de le déshabiller et de garnir convenablement son lit. On retirera aussi le lit de plume qui, par la chaleur qu'il occasionne, ne manque pas d'augmenter l'hémorrhagie. On le soumettra au repos et au silence le plus absolu, on le couvrira très-légèrement, et on ne lui donnera rien autre chose que de l'eau froide sucrée ou non sucrée. S'il fait très-chaud, il faut donner beaucoup d'air dans l'appartement, sortir le lit de l'alcôve ou enlever les rideaux, et on rafraîchira la pièce en jetant de l'eau sur le sol. Si le malade éprouve des défaillances et même des syncopes, il faut le ranimer avec du fort vinaigre ou lui faire respirer un flacon d'éther, mais on ne doit pas se permettre de lui donner du vin lors même qu'il serait affaibli ou coupé avec de l'eau ; car ici les stimulants, quels qu'ils soient, ne peuvent être employés que sur la prescription même du médecin.

C'est surtout dans les hémorrhagies qui proviennent de l'utérus que l'on ne peut jamais trop faire sentir aux femmes toute l'importance qu'il y a pour leur guérison de garder le repos le plus absolu pendant tout le temps indiqué par leur médecin ; car, comme nous venons de le dire, c'est dans ce cas surtout que l'hémorrhagie se reproduit avec la plus grande facilité sous l'influence du mouvement, et l'on voit beaucoup de femmes qui périssent ainsi victimes de leur indocilité.

Nous insistons encore avec tous les médecins sur la nécessité qu'il y a pour les malades atteints d'hémorrhagie grave à se soumettre, pendant le temps nécessaire, à la diète la plus rigoureuse ; car c'est une condition sans laquelle on ne peut espérer leur guérison, et pour leur en faire sentir toute l'importance, nous leur dirons aussi que l'effet d'un aliment quelconque, même léger si l'on veut, pris à une époque rapprochée de l'apparition du sang, est d'augmenter la perte si elle existe, ou de la reproduire lorsqu'elle a cessé. Il agit toujours en augmentant la force impulsive du cœur, et par suite le *molimen* (mouvement) *hémorrhagique*.

3° *Hémorrhagies favorables à la santé.*

171. Il existe deux hémorrhagies qui se manifestent spontanément, et qui sont presque toujours suivies d'un soulagement marqué, en ce sens qu'elles enlèvent pour un temps la pléthore des vaisseaux. Ce sont l'épistaxis et les hémorrhoïdes ; nous en avons déjà parlé à l'occasion des maladies spontanées. Ces deux hémorrhagies se manifestent à des époques très-différentes de

la vie, et, comme nous l'avons dit, elles constituent à la fois une voie de déplétion et de dépuration, dans ce cas elles rentrent dans les conditions de la menstruation.

Épistaxis. — On donne ce nom à l'hémorrhagie nasale; elle est de toutes la plus naturelle et la moins dangereuse pour la vie, car elle dépasse rarement le but voulu par la nature. Cependant il arrive quelquefois que la quantité de sang exhalé par cette surface est assez abondante pour produire des défaillances et même la syncope. Dans ce cas elle constitue un danger, il faut appeler un médecin, et même il ne faut pas attendre qu'elle produise des défaillances, car alors il est plus difficile de l'arrêter.

Elle se manifeste principalement dans l'âge de quinze à vingt-cinq ans, et il est beaucoup de jeunes gens chez lesquels elle se reproduit souvent, même jusqu'à plusieurs fois par jour. Lorsqu'elle se borne à l'émission de quelques gouttes de sang, il ne faut pas s'en inquiéter; mais lorsque par sa répétition elle détermine un sentiment de faiblesse générale, il faut consulter, car elle affaiblit la constitution des jeunes gens et nuit à leur développement.

En général elle diminue à mesure que l'âge avance, pour disparaître à peu près complétement vers l'âge de trente-cinq à quarante ans. Alors, chez beaucoup de sujets, elle est remplacée soit par des douleurs, soit par des troubles fonctionnels divers dont nous avons parlé à l'occasion des affections spontanées.

Enfin on voit quelquefois les hémorrhoïdes lui succéder. Mais lorsqu'elle reparaît après avoir cessé depuis plusieurs années, il faut s'en défier, car elle tient alors à l'état pléthorique et elle est souvent un signe précurseur des congestions cérébrales.

Hémorrhoïdes fluentes. — Elles se montrent ordinairement dans l'âge de quarante à cinquante ans. Elles se produisent sous la forme d'un bourrelet à l'orifice de l'anus. Lorsqu'elles sont turgescentes et douloureuses et qu'elles ne fluent pas, elles constituent une incommodité qui altère notablement la santé ; dans ce cas, il suffit d'appliquer quelques sangsues près des boutons hémorrhoïdaux pour opérer un dégagement salutaire. Lorsque le flux hémorrhoïdal est modéré, il s'opère par cette voie un dégagement favorable à la santé. Il est rarement assez abondant pour inspirer de l'inquiétude.

DEUXIÈME SECTION.

MALADIES PAR SUPPRESSION DE LA TRANSPIRATION.

172. Dans la première partie de cet ouvrage, nous avons indiqué les dangers qui résultent de la suppression de la transpiration, et nous avons aussi indiqué les moyens d'éviter ces dangers ; mais, malgré les conseils qui sont donnés chaque jour à l'homme par les médecins, il n'en tombe pas moins dans la maladie, et cela parce qu'il croit sa force vitale supérieure aux éléments de la nature et aux causes de maladies. C'est pourquoi nous avons pensé qu'il était utile, pour le convaincre de la nécessité qu'il y a pour lui de s'y conformer, de traiter dans ce cadre les maladies qui proviennent des imprudences qu'il commet tous les jours à cet égard.

La plupart des maladies qui résultent de la suppression brusque de la transpiration peuvent se rattacher à deux ordres : ce sont les affections rhumatismales et les affections catarrhales.

Ier Ordre. — *Affections rhumatismales.*

173. Nous comprenons dans cet ordre toutes les maladies qui revêtent la forme du rhumatisme. Ce sont la fièvre rhumatismale, le rhumatisme et les inflammations de nature rhumatismale.

Fièvre rhumatismale.

174. Cette fièvre précède ordinairement l'invasion du rhumatisme articulaire aigu ou celle des inflammations rhumatismales, mais il arrive assez souvent aussi que le rhumatisme ne se déclare pas et que la fièvre parcourt ses périodes sans aucune complication.

Ses causes ordinaires sont d'habiter dans un appartement frais et humide, principalement pendant l'hiver, et de coucher sur la terre humide ; en général toute cause qui agit en supprimant la transpiration peut la produire.

Elle débute par un frisson intense et souvent prolongé, qui est accompagné d'un malaise général. — La réaction se manifeste avec des élancements vifs et fréquents, mais passagers dans la masse des muscles, tantôt dans un point, tantôt dans un autre; la peau, d'abord sèche et âpre au toucher, s'humecte bientôt, et reste toujours humide lorsque le malade a le soin d'entretenir sa transpiration ; la soif est souvent très-vive; le pouls a presque toujours beaucoup de fréquence, il est petit et serré, comme contracté et dur; le malade éprouve un sentiment de courbature très-prononcé, ses articulations sont endolories; souvent pendant sa durée il survient une douleur aiguë, soit dans les parois de la poitrine ou de l'abdomen, soit aux articulations, mais cette douleur ne se fixe pas, elle se déplace au bout de quelques heures pour se reproduire plus tard dans un autre point; si le malade s'exposait alors à un refroidissement, elle deviendrait de suite fixe et inflammatoire.

Conseils. — Nous insistons sur ce point pour faire comprendre aux malades atteints de cette fièvre la nécessité qu'il y a, dès qu'ils sont pris d'une fièvre de ce genre, à appeler un médecin, afin qu'il leur indique les moyens de prévenir les inflammations auxquelles elle donne lieu, et pour les combattre dès qu'elles apparaissent. Plus loin nous leur ferons comprendre le danger qu'il y aurait pour eux à les laisser marcher seulement pendant douze heures sans être combattues (176). Il faut d'ailleurs fort peu de chose pour les occasionner.

La durée ordinaire de cette fièvre sans rhumatisme est ordinairement de sept jours, elle dure quelquefois vingt jours. Les rechutes sont d'ailleurs très-faciles, et elles ont lieu pour peu que les malades s'exposent au froid pendant la convalescence, et elle est très-longue surtout pendant l'hiver et au commencement du printemps. D'après ce que nous venons de dire, le malade doit sentir toute l'importance du conseil que son médecin lui donnera afin de ménager et de conserver la transpiration, qui se manifeste souvent dès le premier jour d'invasion.

DU RHUMATISME.

175. Le rhumatisme est une maladie toujours identique à elle-même quant à ses causes et à sa nature, mais elle diffère beaucoup quant à ses symptômes, à sa marche et à sa durée, suivant son siége et la forme qu'elle prend. C'est pourquoi son caractère essentiel, la douleur, varie beaucoup dans les différentes espèces de

rhumatismes que nous allons succinctement passer en revue. Ainsi, sous le rapport de son siége, nous avons le rhumatisme musculaire et l'articulaire, le tendineux et le nerveux. Ils peuvent tous être accompagnés de fièvre ou sans fièvre, et, par rapport à leur durée, ils peuvent se terminer en quelques jours ou en quelques semaines, ou bien se perpétuer indéfiniment, c'est ce qui constitue l'état chronique. Quant aux causes qui peuvent le produire, elles sont très-nombreuses, mais on peut les rattacher toutes à une seule, la suppression de la transpiration, et la principale c'est un refroidissement subit, le corps étant en sueur.

1° *Rhumatisme musculaire*. — C'est celui qui affecte les muscles. Il peut être vague, c'est lorsqu'il se déplace et qu'il se porte d'un point à un autre; mais le plus souvent il est fixe, c'est-à-dire qu'il persiste dans le même lieu. Il est ordinairement sans fièvre. Sa douleur est ordinairement obtuse, mais elle augmente par le mouvement, et lorsqu'elle est aiguë, elle s'oppose à la contraction du muscle envahi au point de réduire la partie où il siége à l'immobilité. Tel est le torticolis, le lumbago, etc. Mais lorsqu'il existe depuis longtemps la douleur musculaire cesse par l'effet d'un exercice actif, et elle revient lorsqu'on est au repos.

De toutes les affections rhumatismales, c'est la moins dangereuse et la plus facile à combattre; elle ne constitue, à vrai dire, qu'une indisposition, et elle cède assez bien à l'emploi de quelques moyens, qui sont du ressort de l'hygiène. Lorsqu'il est récent, on s'en débarrasse assez bien par le moyen des frictions, des flanelles, et tout simplement du repassage sur la partie affectée à l'aide d'un fer chaud, avec l'intermédiaire d'une flanelle; un sinapisme ou l'emplâtre de verveine saupoudré de poivre suffisent aussi pour l'enlever.

2° *Rhumatisme articulaire aigu.* — Il a son siège aux articulations. Il affecte la membrane séreuse ou synoviale des grandes articulations, telles que le genou, la hanche, le pied, le coude, l'épaule, le poignet, dont il détermine l'inflammation; presque toujours il est accompagné de fièvre; il constitue alors la maladie connue vulgairement sous le nom de douleurs inflammatoires. Dans ce cas, la douleur est très-vive, très-aiguë, elle est lancinante et comme dilacérante et brûlante, le moindre mouvement la rend insupportable et les articulations envahies sont réduites à l'immobilité la plus complète. Ordinairement il est erratique, c'est-à-dire qu'il abandonne une articulation pour se fixer sur une autre, et on le voit ainsi parcourir successivement toutes les grandes articulations. Sa durée ordinaire est de quatorze jours, il peut se terminer au septième, comme aussi il peut se prolonger au vingt ou vingt et unième. Son mode de terminaison le plus ordinaire sont les sueurs critiques, ou bien une transpiration abondante qui dure longtemps. Les urines se chargent aussi d'enlever une partie du principe rhumatismal par des dépôts qui s'y produisent.

Conseils. — Nous n'indiquerons pas le traitement de cette forme de rhumatisme, car il est tout entier du ressort de la médecine, et il ne peut être appliqué que par un médecin. Seulement nous recommandons aux malades qui en sont atteints de conserver la sueur ou les transpirations abondantes, car, avec leur médecin nous leur dirons que, s'ils sont dociles, ils peuvent abréger de beaucoup la durée de leur maladie.

3° *Rhumatisme tendineux.* — Avec quelques auteurs nous désignons sous ce titre le rhumatisme qui affecte les gaînes tendineuses des muscles. Ce rhumatisme est très-douloureux, il s'oppose au glissement des tendons;

et le moindre mouvement occasionne une douleur souvent intolérable; aussi le membre affecté est-il réduit à l'immobilité. Il s'accompagne souvent d'un léger mouvement fébrile, surtout pendant les premiers jours. Il est ordinairement très-tenace et par conséquent il est très-difficile à détruire. Il se rapproche un peu de la goutte par sa nature et par sa ténacité. Il passe souvent à l'état chronique. Devenu alors moins douloureux, il gêne encore pendant longtemps les mouvements des membres affectés.

D'après ce que nous venons de dire, il ne faut pas s'étonner lorsque le médecin ne guérit pas vite cette forme du rhumatisme. Pour accélérer la guérison, il faut combiner au traitement médical les moyens fournis par l'hygiène; ainsi les frictions, les flanelles, et surtout les repassages avec un fer chaud sont des moyens très-utiles.

4° *Rhumatisme nerveux.* — On désigne sous ce nom celui qui affecte les cordons ou les rameaux nerveux. Il peut siéger à la tête, à la face, aux dents, à l'épaule, au bras, entre les côtes, aux flancs, aux reins, à la hanche, à la cuisse, à la jambe et à la face dorsale du pied. Il est caractérisé par une douleur très-vive, très-aiguë, lancinante et comme dilacérante, qui ne laisse aucun repos au malade; elle présente cependant des rémissions et des exacerbations réitérées, mais jamais elle ne cède complètement. Elle présente encore d'autres caractères, qui la font distinguer d'avec d'autres douleurs ayant également leur siége dans le trajet des nerfs, mais c'est au médecin qu'il appartient d'en juger.

Le rhumatisme nerveux peut durer aussi depuis sept jours jusqu'à vingt jours ; il fait horriblement souffrir ; il altère profondément les traits et il épuise beaucoup la vitalité, et, lorsqu'il dure longtemps, il n'est pas sans danger à cause des troubles fonctionnels qu'il détermine. Son effet consécutif le plus ordinaire, c'est une paralysie qui affecte les muscles qui reçoivent leurs filets nerveux du tronc affecté. Cette paralysie nerveuse est souvent très-longtemps à guérir.

L'art médical possède un moyen précieux pour soulager promptement les malades atteints de rhumatisme nerveux, ce moyen enlève rapidement la douleur aiguë; il est connu de tous les médecins. Ce moyen héroïque rend tous les jours les plus grands services à l'humanité, mais il ne peut être employé que par un médecin, à cause des précautions exigées par son emploi. Il ne faut pas croire que la paralysie qui, comme nous l'avons dit, succède à la disparition de la douleur aiguë, soit l'effet de ce moyen, car on se tromperait beaucoup si on l'accusait de l'avoir occasionnée; elle a toujours lieu quel que soit le mode de traitement employé. Nous avons vu quelquefois des malades atteints de cette forme de rhumatisme qui exigeaient impérieusement du médecin soit une saignée, soit des sangsues ou des bains, parce qu'ils croyaient être soulagés après l'emploi de ces moyens, mais ils apprenaient bientôt par leur propre expérience qu'ils sont de nul effet contre ce genre de rhumatisme, et que le mieux qu'ils avaient à faire c'était de s'en rapporter à la science et à l'expérience du médecin. Les moyens hygiéniques sont encore ici très-utiles : ils soulagent, mais ils ne guérissent pas.

§ III. — *Inflammations rhumatismales.*

176. *Généralités.* — Sous ce titre nous allons étudier les inflammations des membranes séreuses qui recon-

naissent la même cause que le rhumatisme, c'est-à-dire la suppression de la transpiration.

Les *membranes séreuses* sont des espèces de taies qui tapissent les cavités du corps renfermant des organes importants à la vie. Ainsi elles enveloppent le cerveau, les poumons, le cœur et tous les organes contenus dans l'abdomen. Elles sont minces, transparentes, et principalement composées d'un lacis innombrable de petits vaisseaux blancs et de filets nerveux. Elles ont la forme d'un sac sans ouverture, dont la surface extérieure est partout adhérente aux parois des cavités, puis elles se replient sur les organes contenus dans ces cavités, les tapissent jusque dans leurs anfractuosités et sinuosités sans que ces organes pénètrent dans leur intérieur. Il suit de cette disposition que chaque membrane séreuse a une surface extérieure partout adhérente aux parois des cavités et aux parois des organes, et une surface interne parfaitement libre. Dans l'état normal cette surface interne sécrète un fluide très-ténu qui lubrifie cette surface libre et qui favorise le glissement des organes sur les parois des cavités qui les renferment. Cette sécrétion a pour but de favoriser l'accomplissement de leurs fonctions pour l'entretien de la vie. Dans ce cas, le produit de cette sécrétion est aussitôt repris par les vaisseaux absorbants, aussi très-multipliés dans les membranes séreuses, de manière à maintenir constamment l'équilibre entre l'exhalation et l'absorption.

Danger de ces inflammations. — Lorsqu'à la suite de la suppression de la transpiration le principe hétérogène qui était éliminé par cette voie se trouve retenu dans le sang, s'il vient à se porter sur l'une ou sur l'autre des membranes séreuses, il y détermine aussitôt une inflammation, et au même instant il se produit dans un point très-circonscrit de la membrane affectée une douleur vive, aiguë, lancinante, qui augmente beaucoup par le fait même des mouvements de l'organe correspondant. Tant que l'inflammation est aiguë et vive, c'est-à-dire tant que dure la douleur, la sécrétion séreuse dont nous parlions tout à l'heure est suspendue, mais lorsque la tension inflammatoire commence à céder, la sécrétion séreuse se rétablit, et elle est de beaucoup augmentée; alors l'exhalation dépasse de beaucoup l'absorption, et il se fait dans la cavité un épanchement de fluide séreux assez considérable pour entraver le libre exercice des fonctions essentielles à la vie.

Si nous sommes entré dans ces détails, c'est pour faire comprendre à nos lecteurs toute la gravité des inflammations de ces membranes séreuses, et la nécessité qu'il y a pour le salut du malade d'appeler à temps le médecin, afin qu'il puisse attaquer énergiquement la maladie pour s'opposer à la formation de l'épanchement, qui constitue tout le danger de ces graves maladies, et il n'est pas rare de le voir s'effectuer au bout de vingt-quatre heures, à partir de l'invasion de la douleur.

Nous allons nous occuper des quatre principales maladies de ce genre, à cause de l'importance des organes qu'elles affectent, — celle du cerveau, celle du poumon, celle du cœur, et celle qui tapisse les organes contenus dans l'abdomen.

1° *Inflammation séreuse du cerveau (arachnitis).*

177. Cette maladie, décrite dans les auteurs sous le nom d'*arachnitis*, constitue la *fièvre cérébrale* proprement dite. — Quoique l'inflammation de cette membrane séreuse soit beaucoup plus rarement que les autres de nature rhumatismale, nous l'avons cependant placée ici

pour réunir dans le même cadre les inflammations séreuses des grandes cavités, et c'est par la même raison que nous l'avons placée dans l'âge viril, quoiqu'elle soit plus particulière à la jeunesse. — Le tempérament sanguin et nerveux y prédispose singulièrement.

Causes. — Elle est de toutes les inflammations séreuses la plus grave ; à cause de la compression du cerveau produite par l'épanchement, les causes qui peuvent la produire sont très-nombreuses. La simple énumération de ces causes suffira pour indiquer les moyens de la prévenir. Les principales sont : les contusions de la tête, surtout celles qui occasionnent la commotion du cerveau. Aussi les fractures du crâne sont-elles ordinairement suivies de cette inflammation. — Ensuite nous avons les travaux intellectuels forcés, une trop grande contention d'esprit ; les peines morales profondes lorsqu'elles sont suivies d'une violente réaction ; les emportements de la colère, surtout lorsqu'elle est portée jusqu'à la fureur ; ensuite la pléthore, l'action d'un soleil ardent sur la tête, les veilles prolongées, l'abus des stimulants alcooliques ; enfin la suppression d'une épistaxis ou d'une hémorrhagie habituelle, la disparition d'une dartre, ou la rétrocession d'une éruption, comme la variole, la rougeole, la scarlatine.

Signes précurseurs. — La fièvre cérébrale est ordinairement précédée pendant plusieurs jours de violents maux de tête, avec tension et plénitude dans le cerveau, accompagnés de vertiges, d'éblouissements et de tintements d'oreilles et d'un sentiment de constriction autour du crâne. Il y a des lassitudes et comme un engourdissement dans les membres, et parfois une grande propension au sommeil. La présence de ces signes dénote un danger, et l'homme qui les éprouve doit au plus tôt consulter un médecin ; car, comme nous l'avons dit (166), c'est ici le cas de prévenir une maladie des plus graves, qui, lorsqu'elle n'enlève pas la vie, prive au moins celui qui en est atteint d'une partie de ses facultés, à cause des désordres qu'elle laisse après elle dans le cerveau.

Conseils. — Cependant il arrive souvent que l'invasion de la maladie est subite, et dans ce cas on n'a pas le temps de la prévenir; mais alors il faut de suite appeler le médecin, car il faut qu'il triomphe de la maladie dans le premier et le second jour de son invasion, parce qu'il faut avant tout prévenir l'épanchement, qui a lieu du second au troisième jour. Aussi faut-il s'abandonner sans réserve à ses prescriptions, et suivre en tout point ses conseils; c'est pour le malade un choix à faire, entre la mort d'un côté, et de l'autre une médication des plus énergiques. Ainsi, il faut qu'il accepte les saignées répétées, les sangsues, les réfrigérants, les vésicatoires, les purgatifs et même les mercuriaux, et il faut qu'il se soumette à l'emploi de tous ces moyens simultanément, car on n'a pas de temps à perdre, et la maladie est du nombre de celles qui ne pardonnent pas lorsqu'on les laisse marcher.

Cependant, malgré l'emploi simultané de tous ces moyens, malgré les soins les plus éclairés et les plus assidus, il arrive encore malheureusement très-souvent que la maladie continue sa marche et que l'épanchement a lieu; il ne faut pas en vouloir au médecin, car la fièvre cérébrale est une maladie dont il ne lui est pas toujours donné de triompher.

Inflammation séreuse du cœur (péricardite).

178. Cette inflammation est très-commune, et elle est aussi très-grave.—Pour comprendre sa gravité, il faut

savoir que le cœur est renfermé dans une espèce de poche ou de sac appelé le *péricarde*, et que ce sac est tapissé par une membrane séreuse qui se replie sur les gros vaisseaux et sur le cœur lui-même. (V. pl. III.)

Symptômes et marche. — La péricardite n'est pas ordinairement précédée de malaises généraux ; elle débute tout à coup par un frisson intense suivi de fièvre. La douleur qui la caractérise se manifeste aussitôt. Elle siége sous le sein gauche ; elle est vive, très-aiguë, très-lancinante, avec des rémissions et des exacerbations fréquentes. — Elle s'accompagne d'une anxiété extrême et d'un malaise indéfinissable. Il semble au malade que son cœur va s'éteindre. — En effet, dans cette maladie, le cœur, opprimé par l'inflammation, ne saurait réagir. Aussi ses battements sont secs, brusques, saccadés et très-irréguliers ; le pouls est petit, fréquent, serré et déprimé : on le sent à peine.

On conçoit toute la gravité d'une inflammation qui porte directement atteinte à la vie du cœur ; aussi dès le second jour, ou au plus tard le troisième, l'épanchement se fait, et le cœur, enveloppé d'eau, perd bientôt toute son énergie vitale, et il n'accomplit qu'imparfaitement ses importantes fonctions. Alors la douleur lancinante a disparu ; mais l'état du malade s'aggrave de plus en plus ; il survient des défaillances et même des syncopes qui augmentent à mesure que le cœur perd sa force de résistance, et le malade succombe dans une syncope prolongée ordinairement du cinquième au sixième jour.

Conseils. — Si la maladie est grave, l'art médical possède un moyen pour sauver le malade, mais il faut pour cela appeler au plus tôt un médecin, et accepter immédiatement la médication énergique qu'il ne manquera pas de proposer. Ainsi le malade doit accepter de suite un large vésicatoire et de petites saignées répétées et rapprochées, jusqu'à ce que la douleur ait cédé. — Sous l'action de ces moyens, il se sent immédiatement soulagé; le pouls se relève, et la vie se ranime à mesure que le cœur est dégagé de l'inflammation qui l'étreint.

3° Inflammation séreuse du poumon (pleurésie).

179. La pleurésie rhumatismale est une maladie des plus communes; elle consiste dans l'inflammation de la plèvre, membrane séreuse qui revêt la cavité de la poitrine, et se replie sur les poumons. — On la distingue en vraie et en fausse. Cette dernière a son siége dans les muscles intercostaux; elle rentre dans la catégorie du rhumatisme musculaire, et elle se traite de même.

La pleurésie vraie débute presque toujours par un frisson intense, qui peut aller jusqu'au tremblement; mais aussitôt que la réaction arrive, la douleur et la fièvre apparaissent et la pleurésie est déclarée. — Elle est caractérisée par une douleur très-vive et lancinante qui siége dans l'un ou dans l'autre des côtés de la poitrine; elle augmente beaucoup par le mouvement de la respiration et surtout par la toux; elle s'accompagne d'anxiété et d'oppression qui sont quelquefois portées au point que le malade craint de suffoquer. — Elle peut se compliquer d'une inflammation du poumon, et ceci arrive lorsqu'elle siége sur cette partie de la plèvre qui revêt le poumon.

Comme dans les inflammations précédentes, le danger vient de l'épanchement qui se forme très-souvent du deuxième au troisième jour, et quoique dans ce cas la vie soit moins gravement compromise que dans les deux autres, il n'en faut pas moins le prévenir, et pour cela il faut enlever la pleurésie dans les vingt-quatre ou trente-six heures de son invasion, et c'est pour cela qu'il faut appeler le médecin à temps, et ne pas hésiter à se laisser appliquer sur le point douloureux un large vésicatoire, qui, combiné avec la saignée, est encore l'ancre de salut dans cette maladie.

Cependant, dans la pleurésie comme dans la péricardite, le malade doit éviter de s'agiter ni de s'impatienter, car il faut, comme moyen adjuvant de guérison, favoriser la transpiration et les sueurs critiques qui ont toujours lieu. — Si, par son indocilité, il vient à les empêcher ou à les supprimer, il s'oppose à l'action médicatrice du vésicatoire, et l'épanchement a lieu malgré les efforts combinés de la nature et de l'art.

Lorsque l'épanchement pleurétique est formé, la douleur cesse d'être aiguë; mais l'oppression augmente en raison de la quantité de fluide épanché, et pour peu que le malade fasse un mouvement, il est menacé de suffocation. — Il faut donc que le malade se soumette au repos le plus absolu, tandis que le médecin, par une médication appropriée, favorisera la résorption du liquide épanché; cet heureux résultat s'obtient plus facilement que dans les deux maladies précédentes.

4° Inflammation séreuse du ventre (péritonite).

180. Sous le nom de péritonite, on désigne l'inflammation de la membrane séreuse qui tapisse la cavité abdominale et se replie sous tous les organes qu'elle contient. Comme on le voit, cette membrane présente une très-grande étendue, et le danger de cette inflammation vient de l'immense quantité de vaisseaux qu'elle

renferme et de l'extension rapide que l'inflammation peut prendre. Elle est cependant loin de présenter la même gravité que les autres, du moins par l'effet de l'épanchement consécutif ; elle se rattache moins souvent aussi à une cause rhumastimale. On la rencontre beaucoup plus souvent chez la femme que chez l'homme.

Elle présente pour caractère essentiel une douleur vive, aiguë et lancinante, comme si l'on traversait la partie affectée avec des aiguilles ; elle se manifeste par crises et se réveille avec une intensité toujours croissante, en raison de l'extension qu'elle prend, au point de crisper le visage du malade par une expression de douleur indéfinissable. Souvent il survient à chaque crise des nausées et même des vomissements qui redoublent la douleur par les tiraillements qu'ils exercent sur les parties enflammées.

Le toucher sur le ventre est excessivement sensible, et lorsque la maladie a fait beaucoup de progrès, le malade ne peut même pas supporter le poids d'une couverture très-légère.

Conseils. — Les malades atteints de péritonite doivent bien se pénétrer de cette idée, que ce n'est qu'en tirant beaucoup de sang de la partie enflammée qu'on peut les soulager et les guérir. Il faut donc qu'ils consentent à appliquer des sangsues en grand nombre et à renouveler cette application plusieurs fois dans les deux premiers jours, de manière à entretenir un écoulement de sang permanent jusqu'à ce que l'inflammation ait cédé complétement.

Ils se sentent d'ailleurs soulagés immédiatement dès que le sang coule, et la douleur reparaît dès qu'il cesse de couler. La saignée est souvent utile au début, elle est indiquée par l'état pléthorique. Il y a encore d'autres moyens adjuvants, mais cela regarde le médecin. — Enfin le malade doit garder le repos absolu, car tout mouvement s'oppose à la guérison.

IIe ORDRE. — *Affections catarrhales.*

181. *Généralités.* — Sous le titre d'affections catarrhales, nous comprenons avec les auteurs toutes les maladies qui résultent de la suppression ou de la diminution de la transpiration, lorsque cette cause porte son action sur les membranes muqueuses.

Des membranes muqueuses. — On désigne sous le nom de membranes muqueuses celles qui tapissent les cavités des organes creux. Elles communiquent partout à leurs extrémités avec la peau : ainsi la muqueuse nasale, celle de la bouche et du tube digestif, jusqu'à l'anus, etc.

Dans l'état normal, ces membranes sécrètent un fluide blanc, transparent, onctueux et filant, qui a beaucoup d'analogie avec le blanc d'œuf. Ce fluide, appelé *mucus*, est destiné à lubrifier les surfaces intérieures de ces organes et à favoriser leurs fonctions. Cette sécrétion muqueuse est activée sous l'influence des stimulants ou excitants naturels de ces organes : ainsi, pour la muqueuse nasale, les odeurs; pour la muqueuse buccale et digestive, les aliments et les boissons; pour la muqueuse pulmonaire, l'air vif.

Sympathie fonctionnelle entre la peau et les muqueuses. — Il existe entre la peau et les membranes muqueuses une sympathie fonctionnelle très-grande, et c'est au point qu'elles peuvent, en quelque sorte, se suppléer mutuellement dans leurs fonctions dépuratrices de l'économie. Ainsi, lorsque les fonctions de la peau sont suspendues ou simplement diminuées, l'humeur de la transpiration retenue dans le sang reflue sur les organes intérieurs, et ce sont ordinairement les membranes muqueuses qui reçoivent principalement son action ; la fluxion qui se fait alors sur l'une ou sur l'autre de ces membranes est appelée *fluxion catarrhale*.

Cette fluxion présente différents caractères, suivant qu'elle est ou non compliquée d'inflammation. Lorsque la sécrétion muqueuse est tout simplement augmentée sans présenter aucune altération, alors il n'y a pas d'inflammation, et elle constitue une fluxion dérivatrice souvent utile à la santé. Telle est la diarrhée catarrhale simple (140). Lorsque cette fluxion s'accompagne d'un état inflammatoire de la membrane muqueuse, alors la sécrétion est non-seulement augmentée, mais elle est encore altérée au point de ressembler quelquefois à du pus.

La cause générale des inflammations catarrhales, c'est l'action du froid et surtout du froid humide. Aussi sont-elles très-ordinaires pendant l'hiver et au commencement du printemps.

Marche des inflammations catarrhales. — Elles présentent trois périodes : — Dans la première, la sécrétion de la muqueuse affectée est suspendue, le malade éprouve un sentiment de tension, de chaleur et de sécheresse dans la région qu'elle occupe. C'est la période d'irritation. Elle est souvent accompagnée de fièvre. Elle dure de trois à cinq jours. — Dans la seconde, la sécrétion se rétablit d'abord en petite quantité, puis elle augmente chaque jour de telle sorte qu'au bout de quelques jours elle devient excessivement abondante; elle est en même temps plus ou moins altérée. La durée de cette période est de sept à quatorze jours. — Dans la troisième, la sécrétion diminue graduellement, tout en conservant l'altération, jusqu'à la disparition complète de l'inflammation. Lorsqu'elle persiste ainsi pendant longtemps, c'est-à-dire au delà de vingt-cinq à trente jours, elle passe à l'état chronique, et alors elle est très-tenace et très-rebelle, il devient quelquefois très-difficile de s'en débarrasser. C'est ce qui arrive pendant l'hiver et par le défaut de précautions hygiéniques, surtout lorsque la constitution a été affaiblie par l'âge, par les excès ou par les maladies antérieures (Voy. 1re part., 112 et suiv).

Conseils. — Nous avons pensé qu'il était utile d'entrer dans tous ces détails pour éclairer nos lecteurs sur les dangers et les longueurs que présentent les maladies catarrhales, car non-seulement elles guérissent difficilement, mais elles se reproduisent avec la plus grande facilité, lorsqu'on ne prend pas les précautions convenables pour s'en débarrasser. Aussi les personnes sujettes aux catarrhes et aux rhumatismes doivent-elles suivre les règles hygiéniques que nous avons déjà indiquées, et qu'il n'est pas hors de propos de reproduire ici.

1° Elles doivent porter constamment des flanelles sur la peau et se vêtir très-chaudement pendant l'hiver.

2° Elles doivent quitter fort tard les vêtements chauds et seulement lorsque la chaleur est établie d'une manière à peu près constante. Elles doivent aussi les reprendre de très-bonne heure dans l'automne, dès que les premiers froids se font sentir.

3° En général, elles doivent régler leur vêtement sur le degré de la température, et suivre en cela les variations excessives que présente notre climat dans le printemps et dans l'automne.

4° Elles doivent surtout éviter les suppressions brusques de la transpiration ou de la sueur, et par conséquent ne pas s'exposer aux courants d'air ni séjourner dans des lieux frais et saturés d'humidité.

5° Enfin elles doivent en toute saison favoriser la

transpiration des pieds, car seule elle est pour elles d'une grande importance.

Nous allons passer rapidement en revue les principales inflammations catarrhales, celles des membranes muqueuses qui tapissent le globe de l'œil, le nez, l'arrière-gorge, le larynx, la trachée et les bronches, les intestins et la vessie. Mais avant nous allons indiquer les caractères de la fièvre catarrhale.

Fièvre catarrhale.

182. Cette fièvre est caractérisée par un frisson intense au début; mais pendant la réaction qui comprend la chaleur et la sueur, le malade ressent toujours de légers frissons, surtout lorsqu'il s'agite dans son lit, et lors même qu'il est dans les sueurs, il éprouve encore des horripilations. Ce symptôme appartient exclusivement à la fièvre catarrhale.

Comme la fièvre rhumatismale, elle peut exister seule, sans qu'il se manifeste aucune inflammation; elle se juge ou se termine également par les sueurs.

1° *Ophthalmie catarrhale.*

183. Aussi appelée conjonctivite, cette maladie consiste dans l'inflammation de la membrane muqueuse oculaire. Elle est presque toujours occasionnée par l'action de l'air vif et froid sur les yeux. Comme toutes les inflammations catarrhales, elle présente trois périodes.

1re *période.* — Elle débute par la sensation de graviers ou de corpuscules siégeant entre l'œil et les paupières. Plus on se frotte pour s'en débarrasser, plus ils augmentent; cet état s'accompagne d'une chaleur cuisante, les yeux sont rouges, injectés de sang et très-sensibles à l'action de l'air et de la lumière. Il y a rarement de la fièvre, et lorsqu'elle existe elle est légère. Cet état de sécheresse et de gêne dans le mouvement des paupières dure deux à trois jours.

2ᵉ période. — Peu à peu la sécrétion se rétablit, et alors il survient un larmoiement qui devient en peu de temps considérable; le liquide sécrété ressemble d'abord à des larmes, puis, au bout de quelques jours, il s'épaissit et il agglutine les paupières, surtout le matin : ceci arrive vers le dixième jour.

3ᵉ période. — Peu à peu la sécrétion cesse et l'ophthalmie se guérit, en général, du quinzième au vingtième jour. Lorsque l'inflammation n'est pas combattue, elle passe facilement à l'état chronique, et dans ce cas elle devient plus rebelle aux moyens de traitement.

Conseils. — On ne doit jamais laisser se développer l'ophthalmie catarrhale, car elle est la cause qui produit le plus souvent la cécité chez les gens du peuple, à cause des taies ou taches qu'elle laisse à sa suite sur la cornée et qui presque toujours se développent au-devant de la pupille; et quoique l'inflammation ne soit pas très-intense au début, quoiqu'elle ne soit pas accompagnée de fièvre ni de perte d'appétit, il n'en faut pas moins se soumettre à un traitement énergique pour prévenir la cécité qu'elle entraîne souvent à sa suite. C'est pourquoi les médecins sont obligés, souvent même dans des cas en apparence légers, de déployer un appareil de moyens, dont les malades ne s'expliquent pas la cause, pour obtenir la guérison de cette ophthalmie.

2° *Catarrhe nasal (coryza).*

184. Cette affection, toujours légère et bénigne, est

connue vulgairement sous le nom de rhume de cerveau ; elle est très-rarement accompagnée de fièvre.

Elle débute ordinairement par un malaise et par quelques frissons, ou même tout simplement par un éternument incommode par sa répétition.

Elle est caractérisée par une douleur frontale et par un enchifrènement très-prononcé, joint à une sensation de sécheresse et de gonflement dans les narines; cette sensation fait naître le besoin continuel de moucher sans pouvoir obtenir de sécrétion, au contraire, plus on se mouche, plus l'incommodité augmente. Cet état dure de un à trois jours (1re *période*), puis la sécrétion se rétablit, d'abord très-limpide et très-abondante pendant les premiers jours, elle oblige à se moucher à chaque instant ; au bout de quelques jours elle s'épaissit et prend graduellement les caractères du muco-pus (2e et 3e *périodes*). Enfin, elle diminue peu à peu pour disparaître complétement du quinzième au vingtième jour.

Conseils. — Lorsque le coryza est borné aux fosses nasales, il n'y a aucun traitement à faire ; il suffit de se tenir plus chaudement et de favoriser la transpiration, dont la suppression en est la cause la plus ordinaire. Mais il arrive souvent que l'inflammation s'étend de proche en proche et qu'elle gagne ainsi le larynx, et même les bronches : alors il faut s'en occuper.

3° *Catarrhe laryngien.*

185. On sait que le larynx est l'organe de la voix et qu'il forme la première partie du canal aérien (8). L'inflammation catarrhale de cet organe est vulgairement connue sous le nom de grippe. Lorsqu'elle est intense elle est presque toujours accompagnée de fièvre. Elle est souvent épidémique dans l'hiver et dans le printemps (83 et 84).

La grippe épidémique attaque à la fois un grand nombre de personnes de tout âge et de tout sexe, elle se prolonge beaucoup au delà de son temps ordinaire et elle passe souvent à l'état chronique ; alors la toux persiste pendant des mois et même quelquefois des années, elle diminue seulement pendant les chaleurs et elle se reproduit pendant les temps froids. Ceci arrive lorsqu'on n'observe pas les règles hygiéniques que nous avons indiquées au commencement de cet article. La grippe épidémique règne à peu près constamment dans notre climat pendant les hivers froids, et surtout humides, comme aussi au commencement du printemps, lorsque la température est sèche et froide.

1re *période.* — La grippe est caractérisée au début par une toux vive et sèche, avec enrouement ou raucité de la voix. Cette toux est précédée et accompagnée d'un chatouillement, et même d'un picotement au larynx qui la provoque ; elle se manifeste par des quintes d'une durée assez longue ; il ne se produit d'abord aucune sécrétion pendant les premiers jours, et alors elle fatigue beaucoup les malades ; elle s'accompagne d'un sentiment de chaleur et de sécheresse dans l'organe affecté, ainsi que dans la poitrine, et, de plus, d'un sentiment d'oppression : cet état très-gênant dure de trois à cinq jours.

2e *période.* — Peu à peu la sécrétion se rétablit et l'expectoration commence. Elle est d'abord difficile et en petite quantité, puis elle augmente graduellement et elle devient plus facile. Pendant cette période elle est filante et transparente comme du blanc d'œuf, et cela pendant cinq à sept jours.

3e *période.* — Du douzième au quinzième jour la sécrétion muqueuse devient de plus en plus abondante et de plus en plus facile, surtout le matin ; la toux devient plus grasse, elle se mûrit, selon l'expression vulgaire, et les crachats deviennent épais et blancs ; puis, au bout de quelques jours, elle diminue graduellement, et finit par cesser entièrement du vingtième au vingt-cinquième jour.

Cependant, si le malade commet des imprudences, s'il s'expose trop tôt au froid, ou bien encore par l'effet de la saison ou du progrès de l'âge, elle se prolonge souvent jusqu'au quarantième jour. Ceci arrive principalement lorsqu'on en est pris au commencement ou pendant le froid de l'hiver.

Conseils. — Il arrive très-souvent, surtout parmi le peuple, qu'on néglige de traiter la grippe, parce que, dit-on, ce n'est qu'un rhume et qu'un rhume se guérit seul. La grippe, surtout celle qui est épidémique, n'est point un simple rhume ; à l'état aigu, elle prend souvent de la gravité, parce qu'elle menace la respiration. Elle est surtout très-grave chez les enfants, à cause du peu de développement que présente chez eux le larynx. Enfin, lorsqu'elle est passée à l'état chronique et qu'elle dure depuis très-longtemps, elle dégénère souvent en phthisie laryngée, maladie grave qui, si elle est négligée ou mal traitée, finit par entraîner la perte de la vie : aussi doit-on toujours consulter un médecin.

4° *Catarrhe bronchique ou pulmonaire.*

186. L'inflammation de la membrane muqueuse des bronches est une maladie des plus communes ; elle est souvent le résultat de l'extension de celle du larynx et de la trachée, comme aussi elle débute fréquemment par les bronches. Lorsqu'elle n'atteint que les grosses bronches, elle constitue le catarrhe simple ; mais lors-

qu'elle s'étend ou qu'elle atteint d'emblée les rameaux et les ramuscules des bronches (8), alors elle devient très grave, elle constitue le *catarrhe suffocant.*

4° *Catarrhe simple.* — Pour peu qu'il soit développé, il est presque toujours accompagné de fièvre pendant les premiers jours. La toux est moins vive et moins quinteuse que dans le catarrhe laryngien, mais la chaleur interne et l'oppression sont ordinairement plus considérables. Lorsqu'il n'a pas débuté par le larynx, il n'y a pas d'enrouement. Comme le précédent, il présente trois périodes qu'il parcourt à peu près dans le même espace de temps. Comme lui aussi il est sujet à se prolonger, surtout pendant l'hiver, et alors il passe facilement à l'état chronique, surtout vers l'âge de retour, lorsqu'on ne prend pas assez de précaution pour s'en débarrasser. Devenu chronique, il constitue pour les vieillards une de leurs maladies des plus fréquentes et des plus opiniâtres (215).

Conseils. — Nous conseillons à toute personne atteinte d'un catarrhe laryngien ou bronchique de se mettre pendant la durée de l'irritation bronchique à un régime léger et doux, principalement composé de potages au lait et au bouillon léger; les aliments qu'il faut préférer ce sont les œufs à la coque, le poisson léger et quelques légumes. Le matin et le soir on prendra une tasse de lait bouilli et sucré ou un lait de poule; nous conseillons aussi de remplacer les boissons alcooliques et acidules par l'eau de gomme très-légère et sucrée ou simplement par l'eau pure. Elles doivent aussi se vêtir plus chaudement qu'à l'ordinaire et rester au lit le matin afin de favoriser la transpiration et de ménager les sueurs, si utiles comme moyen curatif. Il faut changer le linge de corps lorsqu'il est humide, mais on doit le faire avec précaution. On peut prendre aussi, pendant quelques jours, des tisanes adoucissantes : telles que l'eau d'orge ou de gruau très-légère, ou l'eau de gomme ou l'infusion de fleurs pectorales édulcorées avec les sirops de guimauve, de gomme ou de capillaire; on peut aussi y ajouter un quart ou une demi-tête de pavot pour calmer la toux. Tous ces moyens suffisent en général pour se traiter soi-même d'un simple rhume, pour lequel d'ordinaire on ne consulte pas le médecin. Mais toutes les fois que le catarrhe est intense, qu'il est accompagné de fièvre et d'oppression, il faut craindre les complications, et il faut dans ce cas se confier aux soins d'un médecin et suivre ses conseils.

Catarrhe suffocant. — On a désigné sous ce nom l'inflammation catarrhale qui atteint les petits canaux bronchiques. Il n'est autre que la bronchite capillaire des auteurs. C'est une maladie très-grave, parce qu'elle peut amener rapidement la suffocation.

Symptômes et marche. — Elle est caractérisée par une toux plus grasse même dès le début que dans le catarrhe simple, et surtout par une oppression considérable qui s'accompagne d'un bruit particulier qui se passe dans la poitrine, et que l'on désigne sous le nom de *râle muqueux et sibilant*. Il résulte du passage de l'air à travers les matières muqueuses sécrétées en abondance. Il s'entend même à distance du malade. Il est caractéristique, il suffit de l'avoir entendu une fois pour le reconnaître. L'oppression est accompagnée d'un sentiment de plénitude ou de gonflement dans la poitrine, et la difficulté de respirer est à peine diminuée par l'expectoration, qui est très-abondante et composée de mucus filant comme du blanc d'œuf d'abord, mais au bout de quelques jours les crachats deviennent blancs, légers, larges et remplis de bulles d'air. Enfin ils deviennent plus rares, d'une couleur jaunâtre et plus épais. En général il y a peu de fièvre, elle existe seulement pendant la première et la seconde période, encore elle n'est pas ordinairement très-vive.

Conseils. — Nous ne pouvons trop recommander aux malades atteints d'un catarrhe suffocant d'appeler au plus tôt un médecin; car on voit souvent cette maladie, lorsqu'elle n'est pas combattue, amener en peu de jours la suffocation par suite de l'engouement des canaux bronchiques; ils doivent donc se soumettre dès le début à un traitement énergique, et ne se refuser à aucun des moyens qui seront jugés nécessaires par le médecin; car ici la saignée, le vésicatoire large et les vomitifs sont souvent indispensables.

5° *Catarrhe guttural (esquinancie).*

187. Cette affection, des plus communes, consiste dans la fluxion inflammatoire de la membrane muqueuse qui revêt l'arrière-gorge et en particulier des amygdales (c'est l'esquinancie ou mal de gorge). Elle est excessivement fréquente dans les hivers froids et humides.

Symptômes et marche. — Elle se manifeste d'abord par une difficulté pour avaler qui dépend de l'engorgement de l'une ou de l'autre amygdale; cette difficulté augmente à mesure que la fluxion fait des progrès, c'est-à-dire pendant deux à trois jours (1re *période*). Dès le second ou le troisième jour, la fluxion passe à l'état inflammatoire, et alors il est rare que les amygdales ne passent pas à suppuration (2e *période*); elle est complète vers le cinquième ou sixième jour. Alors l'amygdale s'abcède (3e *période*), et il en sort du pus mêlé de sang. La guérison suit bientôt, à moins que la seconde amygdale n'en fasse autant; ce qui arrive souvent. Pendant toute la période inflammatoire, le gonflement augmente chaque jour, au point de rendre la déglutition des liquides absolument impossible; et lorsque les deux amygdales sont prises simultanément, il arrive un moment où le gonflement est tel qu'il rend même difficile le passage de l'air; dans ce cas la maladie est grave, car elle menace le malade de suffocation; il y a même un moment où le danger est imminent. Il faut appeler au plus tôt le médecin, afin qu'il fasse la ponction de ce double abcès. Cette fluxion inflammatoire ne s'accompagne de fièvre que lorsqu'elle est intense.

Conseils. — Dans la première période, c'est-à-dire du deuxième au troisième jour, la nature provoque quelquefois des sueurs ou une diarrhée critiques, qui enlèvent d'emblée la fluxion des amygdales; lorsque le médecin est consulté à temps, il peut quelquefois imiter la nature. Dans tous les cas, l'esquinancie se guérit très-bien dans l'espace de quelques jours; il suffit souvent de se mettre à la diète, aux tisanes adoucissantes et de se tenir chaudement.

6° *Catarrhe intestinal*.

188. C'est une affection très-commune, elle n'est à proprement dire qu'une indisposition; nous nous en sommes occupé précédemment (140), mais pour compléter ce que nous en avons dit, nous ajouterons qu'elle constitue une fluxion humorale dérivatrice, qui s'opère sur la muqueuse intestinale, lorsque la transpiration s'est trouvée brusquement supprimée. Dans ce cas, cette membrane muqueuse supplée momentanément la fonction de la peau par une abondante sécrétion, qui n'est autre que la diarrhée catarrhale.

Cette évacuation soulage immédiatement : aussi, lorsqu'elle n'est pas trop abondante et qu'elle n'épuise pas les forces, il faut la laisser marcher, car elle est un moyen puissant dont se sert la nature pour prévenir une maladie, et tant qu'elle reste dans les limites voulues par la nature, il faut seulement se tenir chaudement et favoriser la réaction, qui doit s'opérer vers la peau pour le rétablissement de ses fonctions. Il faut de plus se mettre à un régime léger et faire usage d'eau vineuse pour boisson. Lorsqu'elle dure trop longtemps et qu'elle épuise les forces, il faut consulter un médecin.

7° *Catarrhe vésical.*

189. L'inflammation catarrhale de la vessie est une maladie très-grave, il faut prendre toutes les précautions possibles pour l'éviter. Elle se développe principalement sous l'influence du froid et de l'humidité ; comme toutes les autres maladies catarrhales, elle présente aussi trois périodes.

1re *période.* — Elle débute souvent par un frisson intense suivi d'une violente réaction fébrile. Elle est caractérisée par une douleur sourde, obtuse et comme gravative dans la région de la vessie, qui, d'ailleurs, est sensible à la pression. L'émission de l'urine est précédée d'anxiété ; elle s'accompagne d'épreintes et de ténesme, et les malades appréhendent beaucoup d'uriner. Ce besoin se fait sentir presque continuellement, et les urines ne sont rendues qu'en petite quantité à la fois, une cuillerée à peine, et leur émission provoque une douleur excessivement vive, souvent intolérable, tant elle est brûlante.

2e *période.* — Du troisième au cinquième jour la sécrétion muqueuse se rétablit et bientôt elle devient abondante, le mucus est alors rendu avec les urines et il se dépose dans le fond du vase. La douleur commence à diminuer et l'émission de l'urine devient un peu plus facile. Cette seconde période peut durer douze à quinze jours.

3e *Période.* — La sécrétion de mucus après avoir été très-abondante commence à diminuer, et le ténesme ainsi que la douleur cuisante cessent peu à peu, et l'émission de l'urine devient de plus en plus facile et plus abondante. Cette amélioration s'opère très-lentement et cette période dure encore quinze à vingt jours, de telle sorte que le catarrhe vésical se prolonge souvent jusqu'au quarantième jour.

Les malades doivent craindre excessivement les rechutes, et elles sont ici très-faciles, un simple refroidissement des pieds suffit le plus souvent pour les produire.

Conseils. — Lorsque cette maladie se manifeste dans l'hiver, elle dure très-longtemps et elle passe souvent à l'état chronique, surtout chez les vieillards. Devenue chronique, il est très-difficile de la guérir. Il faut donc avant tout éviter l'état chronique, et pour cela les malades doivent suivre exactement et pendant longtemps le traitement qui leur sera conseillé par leur médecin. Ils ne devront surtout pas s'étonner si le traitement est long et si la guérison est difficile à obtenir, car cette maladie est de toutes les inflammations catarrhales la plus tenace et la plus rebelle.

C'est surtout dans cette maladie que les malades doivent redoubler de précautions hygiéniques : ils doivent s'envelopper de laine de la tête aux pieds, et de plus ils porteront sur le ventre un molleton bien chaud ou une peau tannée ; en outre, ils observeront un régime sévère pendant très-longtemps; le moindre écart de régime suffit pour occasionner une rechute.

TROISIÈME SECTION.

MALADIES CAUSÉES PAR LES EXCÈS ALCOOLIQUES.

190. *Généralités.* — L'abus immense qu'un grand nombre d'hommes font de nos jours des liqueurs ou des boissons enivrantes nous a engagé à tracer à part le tableau des maladies qui résultent de cet abus, car il n'est pas de désordre qui ruine plus vite la santé la plus robuste que la passion des liqueurs fortes, lorsqu'elle entraîne le malheureux qui s'y abandonne à renouveler tous les jours ses excès.

Dans la première période nous avons étudié les funestes conséquences de cette passion sur l'homme, considérées sous le rapport moral et par suite sur la société; nous allons ici nous occuper de ses funestes effets sur la santé, et étudier les maladies qui résultent des excès de l'intempérance habituelle.

Causes. — Nous avons signalé les deux causes principales qui développent ordinairement chez l'homme la passion de l'ivrognerie, et nous avons dit que chez un grand nombre d'individus elle est l'effet d'une mauvaise habitude contractée dès l'enfance au sein même de la famille. D'une autre part, dans la jeunesse, elle est le résultat de la fréquentation des mauvaises compagnies[1]. Enfin plus tard encore, dans l'âge viril, elle est

---

[1] Il est à propos d'éclairer ici beaucoup de parents qui ignorent qu'il existe presque partout et même jusque dans les villages des gens assez cupides et assez pervers pour attirer secrètement des jeunes gens de quatorze à seize ans dans des cabarets ou dans des cafés, et cela afin d'exploiter à leur profit le peu d'argent qu'ils peuvent posséder. A la vue des malheurs où nous conduisent de tels abus, nous appelons

presque toujours le fruit de nos habitudes sociales. (1re *partie*, 76.)

Il est cependant des professions qui portent naturellement l'homme à abuser des liqueurs fortes : ce sont celles qui exposent au froid et à l'humidité et celles qui, par un travail pénible, exigent une grande dépense de forces. C'est pourquoi on rencontre beaucoup d'ivrognes parmi les marins, les tanneurs, les lessivières, les blanchisseurs, les portefaix, les forgerons, les fondeurs, etc. En général, ce vice est excessivement répandu de nos jours parmi la classe ouvrière, et la plupart viennent engloutir dans les cabarets le fruit de leur travail et souvent aussi le pain de leurs enfants[1].

Il est à propos d'indiquer ici la cause générale qui porte l'homme à abuser ainsi des boissons alcooliques. Elle se rattache au pouvoir de l'habitude et à cette grande loi que nous avons posée ailleurs (134). *L'habitude émousse les sensations :* c'est ici la sensibilité du goût et celle de l'estomac qui se trouvent émoussées par l'usage répété des liqueurs fortes. Ainsi, le sens du goût émoussé demande sans cesse à être réveillé et appelle de nouveau le stimulus alcoolique. L'occasion d'en user se présente si souvent dans nos mœurs relâchées, que l'homme a bientôt dépassé la mesure de ses besoins et les bornes de la raison[2]. C'est donc la mauvaise ha-

---

de tous nos vœux la sollicitude du gouvernement afin de protéger cette belle jeunesse, l'espoir de la nation, contre les piéges qui sont sans cesse tendus sous ses pas par une honteuse spéculation dont elle est la victime.

[1] Nous ne pouvons que désirer ardemment ici la suppression de la cause de la ruine et de la misère qui accable partout en France la classe laborieuse, c'est-à-dire la suppression de tous ces débits d'eau-de-vie ou de ces cabarets qui dévorent chaque jour la subsistance de l'homme de travail.

[2] Par l'effet de l'habitude, le sens du goût est tellement émoussé, qu'on a vu des individus adonnés à cette funeste passion n'être pas

bitude d'user journellement des stimulants alcooliques qui en fait renaître sans cesse le besoin, et la sensualité qui en résulte devient bientôt la passion dominante de l'homme, et cette passion le conduit insensiblement aux maladies que nous allons décrire. Ces maladies sont dès cette vie le juste châtiment dont Dieu punit l'homme coupable de cet abus.

1° *Tremblement nerveux alcoolique.*

On rencontre souvent des hommes encore dans la force de l'âge qui tremblent de tous leurs membres comme des vieillards. Ces hommes sont arrivés à cet état par l'abus que nous venons de signaler; alors ils sont déjà le plus souvent incapables de travailler, et s'ils ne possèdent rien, ils sont bientôt réduits à la misère.

Chez ces individus les facultés intellectuelles ont singulièrement baissé, la mémoire et le jugement leur font constamment défaut. Ils ont perdu leur énergie morale; les sentiments de la famille sont éteints dans leur âme, leur raison est obscurcie et dominée par la passion des liqueurs fortes. Ils ont l'air hébété, leur démarche est lourde et pesante, et leur physionomie bourgeonnée porte un cachet particulier; en un mot, ils ont une vraie face d'ivrogne.

Mais ces hommes ne s'arrêtent pas sur le bord de l'abîme, ils s'y plongent tout à fait, car ils ne peuvent plus vivre sans user d'un stimulant devenu pour eux un impérieux besoin. En effet, lorsqu'ils ont pris une

suffisamment stimulés par l'eau-de-vie, élever graduellement le degré et arriver ainsi par l'habitude à boire de l'esprit à 36 et même de l'éther. Le pharmacien Buquet, mort à Paris au commencement de ce siècle, était dans ce cas.

certaine quantité d'eau-de-vie, ils tremblent moins et ils sont plus aptes à leurs affaires; ils sont par cela même convaincus qu'ils ne peuvent s'en passer. Mais ce stimulus, devenu nécessaire par l'habitude, détruit la vitalité du système nerveux, et ce système s'affaiblit rapidement; le cerveau s'use vite, et les malades arrivent bientôt au désordre des facultés et à la démence.

2° *Délire alcoolique* ou *Manie des ivrognes.*

Cette affection n'est qu'un degré de plus dans la maladie que nous décrivons. Elle a lieu lorsque la cause a agi puissamment et pendant longtemps. Le cerveau sans cesse surexcité finit par tomber dans l'atonie et ses fonctions se pervertissent complétement. Cet état est caractérisé par un délire permanent, qui s'ajoute au tremblement. Ce délire consiste dans des visions d'objets extraordinaires dont le malade est sans cesse tourmenté. Il s'imagine voir autour de lui tantôt des animaux ou des objets plus ou moins bizarres, tantôt il voit le feu à ses rideaux ou au plafond; d'autres fois c'est une voiture qui va l'écraser, ou la maison qui s'écroule. Il s'appuie contre les meubles pour les empêcher de tomber. Souvent aussi il cherche à prendre les objets qu'il croit voir près de lui. Parfois il crie, il s'agite, et il veut toujours boire. Il demande sans cesse de l'eau-de-vie, du vin, du café, du cidre; ce délire ne s'accompagne jamais de transport ni de fureur.

Tant que dure cet état, le malade n'a aucun repos; le sommeil fuit loin de lui. Il n'éprouve aucun besoin de prendre des aliments; en un mot, tous les appétits naturels sont abolis ou profondément pervertis. On observe très-rarement des intervalles lucides, et les malades ne reconnaissent guère leurs parents ni leurs amis. — On conçoit qu'un pareil état ne peut durer bien longtemps sans occasionner la mort. Nous l'avons cependant vu durer quinze jours et le malade se rétablir. — Pendant toute sa durée, il faut surveiller ces malades, car ils cherchent toujours à se procurer leur *eau-de-mort*, comme l'appelle Hoffmann, et dans leur délire ils cherchent aussi souvent à se précipiter par leur fenêtre.

Nous dirons en passant que la science médicale possède un moyen héroïque pour faire cesser à la fois le délire et le tremblement, et pour rappeler le sommeil. Ce moyen est connu de tous les médecins instruits, et il rend chaque jour dans leurs mains de grands services dans cette circonstance. Par lui seulement on parvient à neutraliser l'action pernicieuse de l'alcool sur le système nerveux; mais on ne détruit pas l'habitude.

3° *Ramollissement des centres nerveux ou paralysie générale*. — *Démence alcoolique*.

Nous disions tout à l'heure que, sous l'influence de l'excitation alcoolique prolongée et surtout souvent répétée, le cerveau s'use vite. Nous allons développer notre pensée.—Dans l'état normal (2), le cerveau et la moelle épinière, bien qu'ils soient d'une structure molle et comme pulpeuse, présentent cependant une densité et une consistance indispensables à l'intégrité de leurs fonctions; mais sous l'influence d'une surexcitation forte et répétée, ils perdent cette fermeté et cette densité qui leur est propre, et ils se ramollissent. Cet état des centres nerveux conduit à la démence, à l'idiotisme, à la paralysie générale, et enfin à l'apoplexie, parce que l'homme a par cette cause affaibli la résistance vitale de ces organes essentiels, et épuisé avant le temps la vitalité dont ils étaient doués.

L'action prolongée des stimulants alcooliques, après avoir produit d'abord le tremblement et ensuite les secousses convulsives du délire que nous venons de décrire, conduit insensiblement le malheureux qui s'y abandonne au dernier degré de l'abrutissement. Arrivé à ce point, l'homme est de beaucoup inférieur aux plus vils animaux. Il est alors complétement dominé par sa passion ; il n'éprouve plus qu'un besoin, c'est celui de boire des spiritueux ; il n'a plus qu'une idée fixe, c'est de s'en procurer, et lorsqu'il peut le faire facilement, il est dans un état d'ivresse permanente. D'ailleurs il lui en faut peu pour le mettre dans cet état, car ses organes affaiblis ne résistent plus à leur action, et tel individu qui autrefois aurait absorbé un demi-litre d'eau-de-vie sans tomber dans l'ivresse, ne peut plus actuellement en prendre seulement un décilitre sans être complétement ivre.

4° *Autres effets subits de l'alcool.*

Empoisonnement. — Sans passer par tous les degrés que nous venons de décrire, on voit assez souvent des hommes tomber *morts ivres* après avoir ingéré une grande quantité d'eau-de-vie. Dans cet état, ils sont froids, glacés, sans pouls et comme foudroyés par l'apoplexie. La mort ne tarde pas à enlever la victime d'une passion dégradante pour l'humanité, et ces individus meurent positivement *empoisonnés par l'alcool.*

Combustion spontanée. — On a vu d'autres fois des femmes surtout qui buvaient une grande quantité d'alcool périr dans les tortures affreuses d'une combustion spontanée. Leur corps est littéralement brûlé par l'eau-de-vie, et c'est au point qu'on ne retrouve plus que des fragments de squelette et des lambeaux de vêtements. — Ce fait assez rare s'explique parfaitement : l'eau-de-vie, par le mouvement de l'absorption, pénètre leur corps de toutes parts, et elle s'exhale incessamment par les pores de la peau, de telle sorte qu'ils sont comme enveloppés dans les vapeurs alcooliques, au point que leurs vêtements en sont même imprégnés ; si dans cet état un corps incandescent se trouve assez rapproché d'eux, à l'instant même les vapeurs alcooliques s'enflamment, et ils sont bientôt carbonisés. Il existe un grand nombre de ces faits connus dans les annales de la science.

5° *Lésions organiques du cœur.*

Il est une foule d'individus qui sans s'enivrer absorbent tous les jours une assez grande quantité d'eau-de-vie, et parmi eux il en est un très-grand nombre qui sont atteints de maladies organiques du cœur, car la stimulation souvent réitérée de cet organe finit par y développer des lésions incompatibles avec la vie. Ces individus sont dès lors sujets aux palpitations et à l'oppression. Pendant plusieurs années, ils ne peuvent supporter ni le travail ni un exercice actif. Ils succombent à un âge peu avancé, et par cette voie ils abrégent la durée de leur vie au moins d'un tiers. Ces individus périssent subitement ou lentement.

Mort subite. — La mort arrive subitement, soit par la rupture d'un anévrisme, soit par l'apoplexie produite par une hypertrophie du cœur. C'est ainsi qu'on voit souvent des ivrognes mourir subitement au milieu d'une orgie, laissant à leurs compagnons de débauche un exemple frappant du sort qui les attend eux-mêmes s'ils persistent dans cette voie de désordre.

Mort lente. — Mais le mode de terminaison fatale le plus ordinaire dans ces cas c'est l'hydropisie, et la mort arrive lentement par l'effet de la décomposition du sang et de l'usure prématurée des organes; mais alors les derniers coups qu'elle porte à la vie sont terribles, car la plupart des hydropiques périssent dans les angoisses d'une suffocation lente et prolongée (216).

6° *Lésions organiques de l'estomac.*

Il est une foule d'individus, principalement dans la classe des ouvriers et des petits marchands, qui ont la mauvaise habitude de boire tous les matins à jeun une certaine quantité d'eau-de-vie. Rien n'est plus pernicieux pour la santé, car cette habitude favorise singulièrement le développement des maladies de l'estomac, et par suite les lésions cancéreuses de cet organe. D'ailleurs cette habitude tend beaucoup à jeter l'homme dans la funeste passion des liqueurs fortes (76).

7° *Hémorrhagies.* — *Fièvres,* etc.

Enfin, il n'est presque pas de genre de mort rapide et violente qui ne puisse être la conséquence de la passion de l'ivrognerie, ou même seulement de l'abus des liqueurs fortes. Outre les maladies que nous venons de passer en revue, nous avons observé des cas d'hémorrhagies rapidement mortelles qui se rattachaient à cette cause. Nous l'avons vue aussi produire des fièvres cérébrales qu'il était impossible de vaincre; et des malades atteints de fièvre muqueuse, bilieuse ou typhoïde, qui tenaient en grande partie à cette cause, succomber rapidement, lorsqu'ils auraient sans cela facilement échappé à leur maladie.

INFLUENCE DE L'HABITUDE DES EXCÈS ALCOOLIQUES SUR LES MALADIES.

L'habitude des excès alcooliques exerce non-seulement une influence très-remarquable sur la marche et sur la terminaison des maladies aiguës, mais elle apporte dans le traitement de ces maladies des modifications importantes d'où dépend le salut du malade; et le médecin qui n'est pas instruit de cette circonstance verra un malade lui échapper quand il l'aurait sauvé en modifiant son traitement d'après les indications fournies par cette habitude. Ainsi, en 1815, les médecins français perdaient la plupart des malades russes qu'ils avaient à traiter, tandis que les médecins russes en sauvaient un grand nombre; les premiers, croyant avoir à traiter des sujets de leur nation, les saignaient plus ou moins largement, et par là ils les mettaient dans l'impossibilité de réagir. Au contraire les médecins russes, qui tenaient compte des habitudes de ces malades, leur accordaient dans leurs maladies une certaine dose de stimulants pour favoriser la réaction, et ils obtenaient de nombreux succès.

D'une autre part, chez les ivrognes, la plupart des maladies chroniques sont incurables, et cela à cause de leur funeste passion, qui leur occasionne des rechutes ou qui aggrave leur état. C'est surtout chez eux que l'on voit la syphilis présenter cet aspect hideux que nous décrirons plus loin (192). Les plaies, les blessures, les vieux ulcères ne guérissent pas chez les buveurs.

Traitement hygiénique.

191. Les auteurs qui se sont occupés des moyens de

détruire cette habitude, si souvent fatale à l'homme et à la société, ont conseillé deux voies tout à fait opposées : ce sont l'abstention brusque et la cessation graduelle. Nous allons aborder cette grave question et l'envisager sous toutes ses faces.

1° *Abstention brusque.* — Elle consiste à supprimer totalement et tout à coup les spiritueux de quelque nature qu'ils soient. Lorsque la passion est fortement enracinée, lorsqu'elle a déjà affaibli le système nerveux, lors surtout que la raison et les facultés supérieures de l'intelligence sont abaissées et dominées par l'instinct, l'abstention brusque réussit bien rarement; toutefois, dans ce cas-là même, on pourra encore en essayer, à la condition de rendre au malade le stimulant devenu nécessaire, si l'on ne réussit pas, afin de procéder ensuite avec lenteur et avec ménagement.

Mais lorsque l'habitude n'a pas encore exercé de grands ravages sur la santé, lorsque l'homme est encore susceptible de raisonnement et qu'il possède ses facultés, lors surtout que l'habitude n'est pas encore très-ancienne, c'est alors que l'on réussit souvent par ce moyen. Mais pour cela il faut avoir affaire à des malades dociles et être bien secondé par les personnes qui les entourent.

A cet effet, je m'adresse à l'homme abusé par la passion, et je profite autant que possible d'un moment où effrayé lui-même des conséquences où l'entraîne sa coupable habitude ou échappé pour un instant au danger qui menace à la fois son intelligence et sa vie, c'est-à-dire après une secousse terrible de délire et de tremblement, et je lui dis avec force : Oh! mon ami, ne buvez plus jamais de cette liqueur qui vous brûle et qui vous dévore, car elle est pour vous un poison plus dangereux que l'acide sulfurique ou l'arsenic. Elle vous tue lorsque vous croyez qu'elle vous soutient et qu'elle vous fortifie; elle ruine vos forces et détruit votre intelligence, lorsque vous croyez ranimer l'un et l'autre. Si vous continuez, vous êtes un homme mort, et vous mourrez misérablement; vous mourrez avili et dégradé. Mais l'homme n'est pas assez fort par lui-même pour résister à un aussi funeste penchant. Il lui faut, s'il veut vaincre, puiser sa force dans les sentiments religieux; car, nous ne pouvons trop le répéter, la religion seule peut donner à l'homme la force de triompher de ses penchants vicieux.

Je dis ensuite aux parents de cet homme, à sa femme, à ses enfants : Évitez d'avoir dans votre maison aucune liqueur stimulante alcoolique. Il ne faut chez vous que la boisson dont l'homme peut user raisonnablement à ses repas sans s'enivrer; avertissez les amis de cet homme que l'eau-de-vie, le vin ou le cidre pur lui sont interdits sous peine de la vie, et si ses amis sont raisonnables, ils éviteront de l'engager à boire.

Cela ne suffit pas; car on ne peut détruire une habitude de cette nature que par une autre habitude. Il faut tromper le besoin, qui ne manque jamais ici de solliciter vivement l'homme qui veut se corriger, et il faut flatter son palais par une liqueur ou une boisson qui ne renferme pas d'alcool; nous avons plusieurs fois réussi à l'aide d'une infusion de menthe poivrée, d'autres fois avec la mélisse; le café sans addition d'eau-de-vie, mais quelquefois aromatisé avec une goutte ou deux d'essence de menthe ou de mélisse, ou de fleurs d'oranger, est encore ici un excellent moyen; il en est de même du thé également aromatisé. Par ces moyens diversement combinés on parvient à substituer une habitude innocente à une habitude funeste à la santé, et on favorise singulièrement le retour à la raison.

Lorsque l'homme a été assez heureux pour résister à ses appétits instinctifs, qui dans les premiers temps le tourmentent beaucoup, ils finissent par s'apaiser d'abord, puis ils se taisent complétement ; c'est alors seulement qu'il peut se dire : J'ai vaincu ! car c'est alors seulement aussi que la raison a repris tous ses droits ; mais il ne doit pas oublier que celui qui veut se corriger doit vaincre par la persévérance, car si une seule fois il a le malheur d'approcher de ses lèvres le poison qui lui ravit la vie, il est perdu à tout jamais, parce que la passion renaît aussitôt, et elle l'entraîne de nouveau avec une telle violence qu'il ne peut plus la surmonter.

On n'est pas toujours assez heureux pour voir la suppression brusque des stimulants alcooliques réussir comme on peut le désirer, car lorsque l'habitude est très-ancienne ou très-enracinée, lorsque le système nerveux est très-affaibli, les boissons stimulantes sont devenues un impérieux besoin, et dans ce cas il arrive souvent que leur suppression produit précisément l'effet opposé à celui que l'on veut obtenir, car alors on voit le tremblement augmenter considérablement, et le délire survenir par l'effet de l'atonie générale et du défaut d'excitation. C'est ici le cas de rendre bien vite au malade le stimulant devenu pour lui une nécessité, et de se rappeler que l'habitude est une seconde nature, à laquelle on ne peut se soustraire d'une manière absolue (34). Dans ce cas, de concert avec une famille, on peut encore essayer le second moyen, la cessation graduelle.

2° *Suppression graduelle.* — Ce moyen consiste à supprimer graduellement l'habitude vicieuse en réduisant peu à peu la quantité d'alcool que l'on permet au malade. Cette réduction peut se faire dans la quantité comme dans la qualité. — Quelques auteurs, Hufeland en particulier, donnent le conseil de mettre tous les jours une petite pierre dans le vase contenant le liquide alcoolique. D'autres conseillent de réduire graduellement le degré de ce liquide en y ajoutant tous les cinq ou six jours une certaine quantité d'eau. Ces deux moyens sont également bons. D'après leurs auteurs, ils comptent des succès. — Ne serait-ce point ici le cas de substituer un liquide non alcoolique et inoffensif, mais stimulant, l'infusion de menthe, par exemple, qui servirait de véhicule à l'alcool? On en donnerait d'abord une dose suffisante pour relever le ton de l'organisme affaibli, mais on en diminuerait graduellement la quantité suivant les effets obtenus.

Nous avons connu des individus qui, pour se soustraire à l'action pernicieuse de l'eau-de-vie, ont voulu se mettre à boire du vin pur. Ce moyen ne leur a pas réussi. Le cidre a également échoué; il en est de même de l'alcool étendu par l'eau, et dès lors nous avons pensé qu'en substituant un liquide alcoolique à un autre on manquait le but qu'on voulait obtenir.

Pour nous résumer, à moins que le système nerveux ne soit très-affaibli et que la raison ne soit à peu près nulle, nous conseillons toujours d'essayer de l'abstention brusque; car, lorsque ce moyen est bien dirigé, il peut avoir de nombreux succès, et nous réservons la diminution graduelle pour les cas où le premier moyen n'a pas réussi.

Il est un autre moyen qui, dans quelques cas exceptionnels, a été conseillé avec un plein succès par des médecins. Il consiste à inspirer aux individus qui abusent de l'eau-de-vie une répugnance telle pour ce pernicieux liquide qu'ils ne puissent plus y goûter. On parvient assez bien à obtenir ce résultat en introduisant dans le liquide, à l'insu du malade, une certaine dose d'émétique; mais c'est le médecin lui-même qui doit prescrire la dose, et qui doit en surveiller les effets. — La résine de julep produit aussi de bons effets. Ces moyens ne sont applicables que dans les cas où l'homme s'enivre seul, et ces cas ne sont pas très-rares. Lorsqu'ils sont bien et sagement combinés, ils manquent rarement leur effet, car l'ivrogne, qui, toutes les fois qu'il prend son pernicieux breuvage éprouve des malaises qui lui occasionnent des vomissements ou la diarrhée, s'imagine bien vite qu'il ne peut plus supporter l'eau-de-vie, et il croit facilement que ses organes sont détruits. On conçoit qu'il est alors très-facile de fortifier cette idée, et de lui persuader qu'il doit s'en abstenir tout à fait. — D'ailleurs, il y arrive naturellement par la répugnance et par le dégoût qu'elle lui occasionne. Pour réussir, il faut beaucoup de prudence et beaucoup de secret, car s'il se doutait du tour qu'on lui joue, l'affaire serait manquée. — Dans ce cas encore, il faut substituer à l'eau-de-vie une liqueur ou boisson stimulante qui ne renferme pas d'alcool.

Avant de terminer cet important article, nous recommanderons surtout aux jeunes gens d'éviter avec soin la fréquentation des mauvaises compagnies qui pourraient les entraîner à se laisser aller aux excès de l'intempérance. La loi devrait, à cet égard, sévir avec force contre les gens qui sont assez iniques pour attirer chez eux la jeunesse et pour la pervertir par une honteuse spéculation, et nous pouvons affirmer que si cette cause de désordre, jointe à celle que nous avons signalée au sein même des familles, n'existait pas, le nombre des hommes adonnés à l'ivrognerie ne tarderait pas à diminuer considérablement en France.

Afin de faire sentir aux jeunes gens toute l'importance qu'il y a pour eux à ne pas se laisser aller aux excès de l'intempérance, nous allons leur prouver que l'avenir de l'homme tempérant diffère essentiellement de celui de l'homme adonné à l'ivrognerie. Pour les en convaincre, nous allons leur rapporter un trait que nous avons trouvé consigné dans l'histoire des généraux de l'Empire, et digne de leur servir d'exemple.

En 1793, alors que Cambronne n'était encore que simple soldat en garnison à Nantes, il eut le malheur, dans un état d'ivresse, de se laisser aller jusqu'au point de frapper un de ses supérieurs. Traduit devant un conseil de guerre, il fut condamné à mort. Cependant son colonel, qui avait remarqué en lui de grands talents militaires, vint le trouver dans son cachot et lui dit : Tu auras ta grâce si tu promets de ne plus t'enivrer. — Comment voulez-vous que je jure cela, dit Cambronne, si je continue à boire du vin? j'aime mieux me brouiller tout à fait avec lui. — Te sens-tu capable d'une telle résolution? reprit le colonel. — Oui, dit Cambronne, puisque vous êtes capable d'une telle bonté. La chose ainsi convenue, Cambronne obtint sa grâce pleine et entière. Vingt-deux ans après, en 1815, le colonel avait oublié le serment de Cambronne ; ce dernier était alors général : invité à dîner par son ancien colonel, il se rend avec empressement à cette invitation. Après le potage, son hôte lui offre un verre de vin de Bordeaux qui avait vingt ans de bouteille. — Ah! mon colonel, s'écria le général, ce n'est pas bien ce que vous faites là. — Comment! ce n'est pas bien. Si j'en avais de meilleur, je vous l'offrirais. — Du vin à moi! dit Cambronne. Vous ne vous rappelez donc pas ce que je vous ai promis ? — Non en vérité, dit le colonel. Alors le général Cambronne rappela à son libérateur l'engagement qu'il avait pris à Nantes en 1793. « Depuis ce jour, ajouta-t-il, je n'ai pas bu une goutte de vin, et c'était la moindre chose que je pusse faire pour l'homme qui m'avait sauvé la vie. Si je n'avais pas tenu à mon serment, je me serais cru indigne de ce que vous aviez fait pour moi. »

Nous laissons aux jeunes gens ce frappant exemple de grandeur et de reconnaissance, afin qu'ils puissent réfléchir sur ce beau trait. En effet, combien la vie de Cambronne a-t-elle été différente de ce qu'elle aurait été s'il eût continué de s'abandonner à la passion du vin ! Le serment qu'il fit à son colonel était à la fois celui d'un brave et celui d'un grand homme.

QUATRIÈME SECTION.

MALADIES CAUSÉES PAR LES EXCÈS VÉNÉRIENS.

192. Quelle que soit la position de l'homme ou de la femme au sein de la société, ils ne doivent jamais oublier les conseils que nous avons donnés au sujet du mariage (Ire part., 111.) — Nous allons maintenant nous occuper des funestes effets qui résultent de l'abus des jouissances matérielles chez les individus qui ont oublié les règles de la sagesse. — Les maladies qui se rattachent à cette cause sont la débilité générale et la syphilis.

1° *Débilité générale.*

193. Elle consiste dans un état particulier de l'organisme qui résulte de l'épuisement. L'homme y est plus sujet que la femme, car, comme nous l'avons dit, il perd dans ces excès le principe de sa force et de son intelligence (111). Un seul excès peut bien fatiguer,

mais il ne conduit pas à la débilité générale, parce que l'homme répare assez vite ce principe d'énergie et de force. Cependant il est quelques individus qui ne peuvent user du mariage sans éprouver ensuite une débilité prononcée pendant plusieurs jours. Nous conseillons à ces hommes de ne pas perdre de vue cet avis de la nature conservatrice, qui résulte de leur organisation ; car s'ils viennent à l'oublier, ils creusent rapidement leur tombeau.

Cet état que nous désignons sous le titre de débilité générale est donc le résultat de l'épuisement occasionné par l'abus des jouissances matérielles. Il s'observe dans tous les âges depuis la puberté jusqu'à la vieillesse ; il peut être la conséquence de l'onanisme, de la débauche prématurée et du libertinage ; on le voit aussi assez souvent chez les jeunes mariés. Rien n'est plus ordinaire dans les grandes villes, tandis qu'il est fort rare dans les campagnes.

Il est facile de reconnaître ces hommes énervés à leur figure pâle et décharnée, à leurs traits creux et amaigris, à leurs yeux enfoncés et ternes. Rien dans leur visage allongé ne décèle un homme créé à l'image de Dieu, ni une noble intelligence servie par des organes. Ces hommes déchus ont adopté cette fameuse devise : *Courte et bonne ;* aussi sont-ils souvent atteints par la maladie, et moissonnés à la fleur de l'âge ; et lorsque la balance de la justice divine vient planer sur nos grandes cités, lorsque le choléra épidémique vient s'abattre sur nos grandes villes, on voit tous ces êtres débiles tomber par milliers comme les épis sous la faux du moissonneur.

Cette simple description suffira à nos lecteurs pour leur faire comprendre ce que nous entendons par la débilité générale. Cet état se sent mieux d'ailleurs qu'il ne se définit. Nous allons actuellement indiquer brièvement les moyens d'y remédier.

Le premier moyen, qui est aussi l'essentiel, c'est de faire cesser la cause. Ainsi la continence et la sagesse sont ici les moyens de guérison par excellence, et pour favoriser le retour des forces nous conseillons, comme moyens auxiliaires, une alimentation réparatrice, mais non échauffante, de légers toniques, un peu de vin vieux, la distraction de l'esprit, le travail ou l'exercice sans fatigue.

2° *La syphilis*.

194. Quelle que soit l'origine primitive de la maladie syphilitique ou vénérienne, qu'elle soit originaire de l'Amérique ou qu'elle ait existé de temps immémorial chez tous les peuples, il est de fait qu'elle est une maladie virulente d'une nature particulière, reconnaissant pour cause unique un virus spécifique résultant d'un commerce impur entre un individu sain et un individu infecté.

Elle est la fille du désordre et le triste fruit d'une passion effrénée, qui avilit l'homme au-dessous de la brute. Aussi nous la considérons comme un véritable châtiment dont Dieu a dans tous les temps frappé dès cette vie l'homme coupable et violateur des lois de la sagesse.

Quels sont en effet les individus atteints par la syphilis? sont-ce les jeunes gens sages et vertueux? sont-ce les personnes qui vivent dans la continence? sont-ce enfin les personnes mariées qui se gardent une fidélité réciproque? Non. Nous le savons tous, ce sont les libertins et les débauchés, ceux qui, méprisant les liens sacrés de la famille, s'en affranchissent ou les brisent pour s'abandonner à la plus honteuse prostitution.

Ses effets sur l'organisme. — L'homme qui s'abandonne sans frein à des plaisirs trompeurs est loin de soupçonner toute la gravité des maladies qu'il contracte par un commerce illicite, car le virus syphilitique se transmet d'un individu à l'autre sans que l'on s'en doute. Il se cache et il se développe d'une manière latente dans la première période. Véritable protée, il n'a l'air de rien ou de presque rien à son début, et le plus souvent on ne s'en occupe même pas, tant il est peu incommode ; mais quelque temps après, tout à coup il apparaît terrible et formidable ; il envahit la peau, les membranes muqueuses, les muscles et même les os ; il se jette sur des organes importants, et il va, pour ainsi dire, éteindre le principe de la vie dans sa source. Le malheureux qui est atteint de cette terrible maladie commence dès lors une vie de souffrance qui ne se termine souvent qu'à la mort, et la mort se fait ordinairement attendre bien longtemps. Le poison qui circule avec son sang le dévore insensiblement et le mine à petit feu ; c'est un ver rongeur qui ne le quitte plus tant qu'il lui reste un souffle de vie. — Il apparaît à la peau tantôt sous forme de pustules, qui bientôt se transforment en ulcères rongeants. Ces ulcères attaquent de préférence le visage, qui se couvre alors d'une lèpre hideuse à voir. Cette lèpre est recouverte d'une croûte d'un aspect repoussant ; elle a bientôt détruit les parties charnues, telles que les joues, les lèvres, le nez, les oreilles, et même attaqué les paupières, et bientôt elle a transformé une physionomie pleine de noblesse et de beauté en un spectre hideux à voir. Ces ulcérations attaquent aussi très-souvent la cavité buccale et envahissent successivement la langue, l'arrière-gorge, le voile du palais et même le larynx ; elles s'opposent à la déglutition et elles éteignent la voix, et le malade meurt de faim, ou bien il succombe dans les angoisses d'une suffocation qui l'étreint.

Ce n'est pas tout, ce virus, dont la malignité est incalculable, s'insinue jusque dans les os, et il y produit des douleurs intolérables qui ne laissent au malheureux malade de repos ni le jour ni la nuit. Chez quelques autres il porte son action sur l'organe de la vision, et la cécité la plus complète en est la conséquence.

Le principe vital frappé dans sa source primitive et essentielle, le système nerveux, par l'infection générale du sang, est bientôt anéanti et détruit, et l'homme qui, par sa force de résistance, devait atteindre un âge avancé exempt d'infirmité, traîne douloureusement un reste d'existence, abreuvé de souffrances et de dégoût, tristes fruits du libertinage, et il succombe au milieu de la carrière qu'il devait fournir.

Tel est, cher lecteur, le tableau effrayant mais trop vrai de l'affection syphilitique non combattue et portée jusqu'à ses dernières limites.

Parlerons-nous maintenant des ravages affreux qu'elle fait au sein de cette partie de la société corrompue et profondément pervertie? tirons sur cette scène désolante un voile qui la cache à nos yeux.

Mais l'homme coupable n'est pas seul à supporter l'horreur d'une punition terrible qui se rattache à ses désordres, car cette punition se transmet tous les jours des parents aux enfants par la voie de l'hérédité, et elle se propage dans le sein des familles d'une manière alarmante. Ainsi on voit tous les jours de malheureux enfants, victimes innocentes des désordres d'un père ou d'une mère coupable, apporter en naissant le poison destructeur qu'ils ont puisé dans un sang impur. Aussi ces pauvres êtres ne connaissent la vie que par la douleur, et beaucoup s'éteignent peu de temps après leur naissance. Ceux qui résistent sont pour la plupart attaqués par les scrofules et succombent dans la jeunesse au rachitisme et aux affections de poitrine.

Ce n'est pas tout, le virus syphilitique se transforme avec le temps dans les organismes qui en sont infectés, et il y produit des germes de maladies très-différentes de celles auxquelles il avait d'abord donné naissance.

Le professeur Ricord, qui a parfaitement connu et décrit l'origine et les effets de ces germes sous le nom d'accidents tertiaires de la syphilis, rattache au virus syphilitique la plupart des affections scrofuleuses qui se transmettent et se propagent dans les familles par voie d'hérédité. Nous sommes complétement de son avis, et nous avançons, sans crainte de tromper personne, que c'est souvent à leurs parents, et même à leurs aïeux, que les enfants doivent l'origine des scrofules et même des tubercules qui dans la jeunesse les enlèvent en si grand nombre à l'espoir et à l'amitié de leur famille.— Qui pourrait affirmer que le germe de la plupart des maladies héréditaires qui, comme dans les maladies spontanées, produit si souvent la goutte et le cancer, n'est pas souvent le résultat d'une syphilis dégénérée et transformée par la suite des temps et par le mouvement de la vie dans des organismes autrefois infectés? Ces réflexions sont bien de nature à engager l'homme sage à veiller sur ses mœurs s'il veut conserver sa santé et sa vie, et transmettre à ses enfants un sang pur et une force vitale qui soient pour eux une garantie d'avenir, et pour lui-même une source de consolation pour les jours de sa vieillesse.

Moyens d'y remédier. — La Providence divine, qui veille avec une tendre sollicitude sur le genre humain, alors même que les hommes se rendent indignes de ses bienfaits, n'a pas voulu que le coupable périsse victime de ses désordres, et dans sa bonté elle a découvert aux médecins, depuis longtemps déjà, les moyens d'arrêter les ravages destructeurs du virus syphilitique. — De nos jours l'application de ces moyens a été perfectionnée par des hommes de génie, au point qu'il n'y a plus d'affection syphilitique qui ne cède à leur emploi bien combiné et convenablement dirigé. Ainsi donc, puisque la science possède des moyens de guérir radicalement la syphilis, l'homme serait doublement coupable si, par son ignorance ou par son incurie, il se laissait conduire à la mort par cette voie. C'est ici le lieu de combattre plusieurs préjugés funestes à l'humanité.

Préjugés. — Beaucoup de personnes croient que ceux qui sont atteints de la syphilis n'en guérissent jamais radicalement. — C'est une erreur grave dont la fausseté a été dans tous les temps démontrée par les guérisons nombreuses obtenues par les médecins ; et, d'accord avec eux, nous établissons comme une vérité pratique des mieux prouvées que cette maladie, quelque grave et invétérée qu'elle soit, guérit toujours pourvu que l'individu qui en est atteint soit d'une constitution assez forte, et que la maladie n'ait pas altéré profondément l'organisme.

Mais, pour parvenir à ce but, il y a des conditions essentielles à remplir. La première, c'est l'application d'un traitement rationnel, basé sur les indications relatives à la période plus ou moins avancée de la maladie, à la forme qu'elle affecte et à son siége. Ceci regarde le médecin. — La seconde, c'est de la part du malade une grande persévérance à suivre le traitement pendant tout le temps nécessaire pour parvenir à la guérison radicale. Enfin, comme troisième condition, nous conseillons, avec des praticiens recommandables, lorsque le virus a agi pendant longtemps, de revenir au traitement de temps à autre, après que la maladie a disparu, afin d'en détruire les derniers germes et de s'opposer ainsi aux récidives, qui sont assez fréquentes après qu'on se croit guéri.

Conseils. — On doit toujours s'adresser à un médecin instruit et consciencieux pour le traitement des affections syphilitiques, car seul il peut en poser les bases et en faire une utile application.

On ne peut préciser d'une manière absolue la durée du traitement, mais on conçoit que plus la maladie est récente, plus elle est facile à guérir. Ainsi lorsque le malade s'adresse au médecin dès le second ou le troisième jour de l'apparition des premiers accidents, on peut alors, par un traitement énergique et rationnel, s'opposer à l'absorption du virus et prévenir ainsi le développement des accidents secondaires, qui sont, comme nous l'avons vu parfois, si graves et si difficiles à guérir.

Mais lorsque, par négligence ou par ignorance, on a laissé s'écouler plusieurs jours depuis l'apparition des premiers symptômes, alors le virus a pénétré dans le sang, et il faut, après la disparition des accidents locaux, se soumettre pendant quelques semaines à un traitement général, pour détruire le virus passé dans le sang, et empêcher ainsi la manifestation des accidents secondaires.

On conçoit facilement que la durée de ce traitement général doit varier suivant le temps qui s'est écoulé depuis l'infection virulente, suivant aussi la nature même du virus, qui parfois, mais rarement dans nos climats, est d'une intensité extraordinaire, suivant enfin la disposition particulière de l'organisme à subir l'action destructive du virus. C'est ainsi qu'une nouvelle affection contractée lorsqu'il existe une infection ancienne prend en peu de temps un développement rapide. C'est ainsi que, chez les ivrognes, cette maladie détruit rapidement les organes, et qu'elle exerce les ravages destructeurs dont nous avons tracé ci-devant l'effrayant tableau. Dans tous ces cas, le traitement est long et difficile, et s'ils persistent dans leurs désordres, la maladie arrive bientôt à l'incurabilité. — D'après ces données, on voit qu'il est impossible de préciser la durée du traitement de la syphilis devenue constitutionnelle. Les malades doivent, sous ce rapport, s'en rapporter au tact et à l'expérience du médecin.

Charlatanisme. — Il arrive fort souvent que les personnes atteintes de cette grave maladie sont la proie des charlatans et d'une tourbe de gens ignares, qui spéculent sur les misères de l'humanité à la faveur de la honte que beaucoup de malades éprouvent pour aller consulter un médecin. Ce sont surtout les hommes de travail qui, par une économie mal entendue et dont ils sont toujours dupes, s'abandonnent ainsi aveuglément entre les mains de ces prétendus guérisseurs.

Il est du devoir du médecin de signaler à l'autorité cette plaie sociale, car elle entretient par la ruse et par le dol, au sein même de la société, une maladie qui en mine sourdement les fondements, car c'est elle principalement qui perpétue dans les familles un sang impur qui, transmis de génération en génération, amène graduellement la dégénération de l'espèce humaine, l'abaissement des peuples et la ruine des nations.

Marche ordinaire de la syphilis. — Afin de faire comprendre à nos lecteurs les funestes conséquences du charlatanisme que nous voulons démasquer, il est à propos de leur faire connaître la marche ordinaire de la maladie syphilitique.

1re *période.* — D'abord, quelques jours après que la

cause a agi, il survient aux organes sexuels une ou plusieurs pustules, qui bientôt s'ulcèrent et se transforment en autant de chancres caractéristiques. — Ensuite, cinq ou six jours après, il survient aux aines de l'engorgement dans les glandes de cette région, qui le plus souvent s'enflamment et s'abcèdent ; ces accidents primitifs sont connus sous le nom de *bubons*.

Chez d'autres malades, elle débute par un écoulement puriforme, accompagné d'une douleur vive en urinant.

Tous ces accidents, que les médecins ont désignés sous le nom de primitifs, constituent la première période de la syphilis. Cette période dure ordinairement quinze à vingt jours, et plus. Il arrive le plus souvent que, lors même qu'elle n'est pas combattue, ces symptômes primitifs disparaissent d'eux-mêmes, et le malade se croit guéri. C'est là la cause qui fait la faveur des charlatans et le malheur de leurs victimes.

2° *période*. — Cependant le virus, après avoir agi localement et au point de contact, est absorbé et circule avec le sang, dont il infecte peu à peu la masse ; alors il se multiplie et il se développe par le mouvement de la vie, et après avoir séjourné quelque temps dans l'organisme sans y manifester sa présence, tout à coup survient la longue série des accidents secondaires que nous avons décrits plus haut. Ces accidents ou symptômes secondaires apparaissent quelquefois sur plusieurs points, ils s'accroissent et se développent, et ils tarissent peu à peu les sources de la vie.

Telle est la marche ordinaire de la maladie syphilitique non combattue. Cependant il arrive quelquefois que dans des organismes doués d'une grande énergie vitale la puissance mortifère du virus s'atténue peu à peu, et que ces symptômes secondaires disparaissent graduellement par la bienfaisante influence de la nature médicatrice, et ces individus guérissent, au moins en apparence, lorsqu'ils ne s'exposent pas à une nouvelle infection. Ces faits de guérison spontanée ne sont pas très-rares dans les climats chauds; on les observe aussi quelquefois pendant nos étés. Elle s'opère par l'effet d'une transpiration abondante et soutenue, qui élimine de l'organisme les principes nuisibles en circulation avec le sang (85).

Pourrait-on croire, après avoir lu le tableau effrayant que nous venons de tracer de la syphilis, et connaissant d'ailleurs ses funestes effets sur l'organisme et ses terribles conséquences pour la société, qu'il est une foule de gens, et ce sont surtout les libertins, qui s'en moquent, qui s'en font un jeu? Notre pauvre humanité est tellement pervertie que, lorsque les passions ont obscurci la raison, l'homme se réjouit encore au milieu de ses désordres, lors même qu'il est près de s'engloutir dans l'abîme sans fond ouvert sous ses pas [1].

CINQUIÈME SECTION.

MALADIES CAUSÉES PAR LES ÉCARTS DE RÉGIME ET PAR LES EXCÈS DANS LE TRAVAIL.

Généralités. — Nous entendons par écarts de régime l'irrégularité des repas et les excès dans les aliments.

---

[1] Il est à propos ici d'éclairer les individus qui ont la simplicité de croire que la surveillance et les visites auxquelles sont soumises les maisons de prostitution sont une garantie suffisante pour prévenir le mal que nous signalons. Non, il n'en est rien. Cela suffit seulement pour empêcher la contagion de s'étendre et de devenir plus générale, car on ne sépare les membres infectés que lorsqu'ils sont reconnus malades, et souvent alors il y a plusieurs jours qu'elles ont reçu le mal et qu'elles le communiquent. Nous ne parlons pas ici de celles qui, n'étant pas déclarées ou reconnues, ne sont nullement soumises à l'examen du médecin.

Les maladies qui se rattachent à cet ordre de causes sont excessivement nombreuses, et nous pouvons affirmer que ce sont de toutes les plus fréquentes. En effet, combien de personnes qui sans être malades ont souvent de mauvaises digestions! Combien se plaignent d'avoir un mauvais estomac! Il faut être médecin pour en juger, et pour savoir à quoi s'en tenir sous ce rapport.

C'est donc rendre un véritable service à l'humanité que de lui faire connaître les maladies souvent très-graves qui proviennent de cette source, car il nous semble que, si l'homme était bien instruit des causes qui chaque jour détruisent sa santé, il éviterait au moins celles qui ne dépendent que de lui, et par un bon régime et un régime bien entendu et bien dirigé, il s'épargnerait une foule de maux qui chaque jour tourmentent, assiégent et épuisent sa vie. Qu'il se rappelle donc constamment cet adage médical : *Un bon estomac est le fondement le plus solide d'une santé durable et d'une longue vie.*

Il nous paraît à propos de rappeler ici les règles que nous avons déjà posées relativement au régime, car ce sont les infractions multipliées à ces règles qui sont la cause des maladies qui vont nous occuper, et il suffit de les signaler pour faire connaître à nos lecteurs les moyens de les éviter. Ainsi il faut :

1° Régulariser les repas autant que possible, et ne laisser jamais souffrir l'estomac. Il convient de faire trois repas par jour ;

2° User à chaque repas d'une quantité suffisante d'aliments appropriés aux besoins ordinaires et à la réparation des forces, sans jamais dépasser les limites du besoin ;

3° S'accoutumer à user indistinctement des aliments

pris dans les cinq classes que nous avons établies, sans profusion ni prodigalité; s'abstenir seulement de ceux pour lesquels l'estomac éprouve une répugnance naturelle;

4° La préparation des aliments doit être simple, car plus elle est simple, plus aussi elle est en harmonie avec les besoins de l'organisme, et par conséquent plus elle est favorable à la santé;

5° Il faut surtout éviter les excès de l'intempérance, car seuls ils suffisent, lorsqu'ils sont souvent répétés, pour détruire l'estomac le plus robuste et ruiner en peu d'années la meilleure santé.

Afin de procéder méthodiquement dans l'étude des maladies qui résultent des écarts de régime et de l'excès dans le travail, nous suivrons la voie la plus naturelle, c'est-à-dire la progression successive de la plus simple à la plus compliquée.

Ainsi d'abord nous décrirons l'embarras gastrique avec ses modifications, puis nous passerons à la dyspepsie avec ou sans douleur, nous arriverons à la fièvre muqueuse et bilieuse, puis enfin à la fièvre typhoïde.

1° *Embarras gastrique.*

195. Rien n'est plus commun que d'avoir de mauvaises digestions, il n'est peut-être pas la moitié des hommes qui n'y soient pas sujets; lorsqu'elles sont répétées, elles fatiguent l'estomac et produisent la maladie connue sous le nom d'embarras gastrique ou d'état saburral. Elle est due à l'atonie de l'estomac, qui ne peut plus accomplir ses fonctions.

Symptômes et marche. — La *gastro-atonie* est caractérisée par des digestions habituellement lentes et pénibles; elles s'accompagnent d'un sentiment de pesanteur, qui dure souvent plusieurs heures à la suite du repas. Quelquefois même la digestion est suspendue et les aliments pèsent comme un plomb; puis elle s'établit, mais elle se fait lentement. Pendant qu'elle s'opère, elle s'accompagne d'une douleur gravative à l'estomac, et le malade éprouve un sentiment de courbature et de lassitude générale qui brise les forces, et lorsqu'elle est portée à un degré prononcé, l'homme qui digère est incapable d'agir ni même de penser. Le travail de la digestion absorbe toutes les forces de l'économie, et pour accomplir cette importante fonction, l'estomac s'empare à lui seul de toutes les forces de la vie.

Ce n'est pas tout; pendant le premier temps de cette digestion pénible (98) il y a des éructations nombreuses provenant du dégagement des gaz qui se produisent dans la masse alimentaire, ces gaz sont ordinairement inodores; elles sont suivies de soulagement, mais elles se reproduisent fréquemment. Enfin, le bol alimentaire traverse le pylore et arrive dans les intestins, et si, comme cela a souvent lieu, ils participent à l'atonie, ce second temps de la digestion s'accompagne de borborygmes, de coliques, de vents qui occasionnent presque autant de malaises que pendant le premier temps. Cette complication constitue l'atonie gastro-intestinale.

Outre les troubles fonctionnels que nous venons de décrire, l'état saburral est encore caractérisé par une langue sale et recouverte d'un enduit d'un blanc jaunâtre, plus ou moins épais, qui efface les papilles ou les houppes nerveuses du sens du goût; cet enduit se propage jusqu'à l'estomac, qui en est également tapissé. Il est le produit d'une sécrétion vicieuse et altérée qui s'opère à la surface de la membrane muqueuse de ces organes. Cet enduit, que l'on a désigné sous le nom de *saburres*, est la cause qui fait que l'appétit est beaucoup moins vif qu'à l'état normal; il est aussi la cause qui fait que les aliments paraissent fades et insipides, alors qu'ils sont convenablement assaisonnés. Aussi les individus qui sont atteints de la gastro-atonie ajoutent-ils toujours du sel, des épices ou du vinaigre à tous les mets qu'ils mangent, sans quoi ils ne pourraient ni les avaler ni les digérer.

Cet état peut durer longtemps sans que la fièvre survienne, mais lorsqu'elle se manifeste la maladie prend alors un nouveau caractère; c'est la fièvre muqueuse ou gastrique.

Nous n'indiquerons pas ici le traitement de cette maladie, bien qu'il soit assez simple, et nous blâmons beaucoup les personnes qui, bien qu'il soit parfaitement indiqué, se permettent de s'administrer elles-mêmes des vomitifs et d'en donner aux autres; car il faut des précautions dans l'emploi de ces moyens pour qu'ils produisent de bons effets. Mal administrés, ils sont plus souvent nuisibles qu'utiles, et il existe souvent des contre-indications à leur emploi qu'il n'appartient qu'au médecin de juger.

2° *Dyspepsies*.

196. Sous le nom général de dyspepsies nous comprenons, avec la plupart des auteurs, les affections de l'estomac dans lesquelles il y a non-seulement trouble dans les digestions, mais encore anorexie ou perte de l'appétit. Cet état n'est point accompagné de fièvre, et il présente deux modifications principales qui tiennent à la nature des rapports ou renvois de l'estomac; ce sont : la dyspepsie nidoreuse et la dyspepsie acescente, à laquelle se rattache la gastralgie.

Dyspepsie nidoreuse.

197. Cette forme de dyspepsie est caractérisée par la perte totale de l'appétit. Les aliments sont insipides et le pain semble être au goût comme de la terre : ingérés dans l'estomac, la digestion est lente, pénible et laborieuse, et pendant qu'elle s'accomplit, il s'opère dans la masse alimentaire une fermentation insolite et particulière, qui dégage des gaz d'une odeur fade et nauséabonde, et ces gaz produisent des renvois fades et comme nidoreux.

Dyspepsie acescente.

198. Dans cette forme de dyspepsie l'appétit est en partie conservé, et les malades éprouvent même parfois le sentiment de la faim d'une manière très-vive; mais le goût est perverti et ils n'ont souvent de l'appétence que pour les aliments et pour les boissons qui ne leur conviennent pas; car il s'opère pendant le travail de la digestion une fermentation acide qui occasionne des renvois surs et comme brûlants. Ce sont de véritables aigreurs qui font beaucoup souffrir; car elles donnent lieu à des accidents quelquefois très-sérieux de douleurs d'estomac, connues sous le nom de gastralgie ou de cardialgie.

La cause la plus ordinaire de la dyspepsie acescente et de la cardialgie qui s'y rattache, c'est l'irrégularité dans les repas. Nous avons expliqué le mode d'action de cette cause, nous n'y reviendrons pas (98); nous dirons seulement ici que, sous l'influence de la vacuité de l'estomac, la sécrétion du suc gastrique s'altère et il s'acidifie; de là vient la fermentation acide qui s'établit dans la pâte alimentaire, et elle se trouve singulièrement augmentée par l'ingestion de substances déjà acides ou susceptibles de développer ce mode de fermentation : tels sont le laitage et les légumes farineux.

Cardialgie.

199. On désigne sous ce nom une douleur d'estomac plus ou moins vive, plus ou moins aiguë qui se développe principalement pendant le travail de la digestion; elle augmente et elle devient très-intense après l'ingestion des boissons acidulées ou des aliments susceptibles de développer la fermentation acétique. Portée à un certain degré, cette douleur est vive, aiguë, térébrante et comme dilacérante; elle brise immédiatement les forces et les anéantit au point d'altérer profondément les traits et même de les décomposer. Alors elle constitue les crampes d'estomac; on les a vues occasionner la mort lorsqu'elles étaient portées à leur maximum d'intensité.

La cardialgie présente rarement ce degré de gravité qui peut compromettre la vie; mais le plus souvent elle devient habituelle, et elle se reproduit après chaque repas; elle augmente beaucoup et devient très-intense après l'ingestion de boissons ou de substances acidulées; elle est souvent occasionnée par des causes morales; nous l'avons vue deux ou trois fois se produire sous l'influence de l'opium administré comme calmant. Dans tous ces cas, la digestion est suspendue et l'estomac se resserre; il se contracte sur lui-même par l'effet d'un spasme.

Conseils. — D'après la nature et les causes de cette maladie, les malades doivent comprendre la nécessité de se soumettre, pendant le temps nécessaire à leur complète guérison, au régime que ne manquera jamais de leur prescrire le médecin consulté; et souvent il faut le suivre pendant plusieurs mois sans jamais s'en écarter; car si une seule fois on se permet de prendre ou des boissons acidules, ou des aliments susceptibles de devenir acides par la fermentation, on perd en un instant le fruit d'un traitement de plusieurs semaines; ce n'est qu'avec beaucoup de précautions et sur l'avis de leur médecin que les malades peuvent essayer d'user de ces substances acidules.

3° *Fièvre muqueuse ou gastrique.*

200. La fièvre muqueuse est une maladie très-commune; elle est occasionnée par l'une ou par l'autre des maladies que nous venons de décrire. Elle a lieu lorsque la fièvre vient les compliquer.

Sa nature. — Nous avons expliqué ailleurs ce que c'est que la fièvre en général (135). Pour expliquer le développement de la fièvre muqueuse, nous dirons que sous l'influence des mauvaises digestions réitérées le chyle, ou la partie nutritive des aliments, se trouve vicié ou altéré, et alors, pris par les absorbants, il est introduit dans le sang, et avec lui s'introduisent des principes hétérogènes et inassimilables; ces principes sont incessamment éliminés par la voie des organes dépurateurs; mais comme il arrive presque toujours que cette dépuration est incomplète, le sang finit par s'altérer lui-même; et lorsqu'il est vicié à un degré incompatible avec l'intégrité des fonctions vitales, c'est alors qu'il suscite une réaction générale, par le moyen de laquelle la force vitale tend à opérer la dépuration du sang et à rétablir à l'état normal la sécrétion viciée de la membrane muqueuse gastrique (de l'estomac).

Comme on le voit, le point de départ, ou le siége primordial de cette fièvre, c'est l'estomac; aussi les personnes qui sont plus particulièrement atteintes de cette fièvre sont-elles celles dont l'appétit se dérange facilement et qui ont habituellement de mauvaises digestions.

Symptômes et marche. — Elle se reconnaît à l'état saburral de la langue et au dégoût prononcé que le malade éprouve pour toutes les boissons et tisanes, quelque agréable qu'elles lui aient paru d'abord : aussi faut-il en changer souvent. La bouche est pâteuse, et le malade éprouve souvent des maux de cœur, et même il vomit des glaires plus ou moins mêlées de bile. Il ressent une douleur gravative à l'estomac qui peut être portée jusqu'à la gastralgie. La fièvre est continue, mais elle présente des redoublements irréguliers ; elle s'accompagne d'un sentiment de courbature et de fatigue générale, qui, lorsqu'elle est grave et intense, peut être porté au point d'empêcher le malade de faire aucun mouvement.

La durée ordinaire de cette fièvre est de sept à vingt jours, elle peut se terminer favorablement le quatorzième, comme aussi elle peut se prolonger jusqu'au trentième et même au quarantième ; ceci arrive surtout lorsque le malade commet des imprudences ou qu'il fait des écarts de régime. On la voit alors passer souvent à l'état chronique, et alors elle s'accompagne d'une fièvre hectique qui mine lentement les forces. La santé est à jamais perdue, car il devient presque impossible de rétablir l'estomac. Les mauvaises digestions, sans cesse renouvelées, épuisent la vitalité de cet organe et développent consécutivement des lésions organiques.

Les dyspepsies et les fièvres muqueuses qui s'y rattachent sont des maladies en général fort longues. Cela tient à la présence des saburres dans l'estomac et à ce que ce vice de sécrétion est entretenu et reproduit par les mauvaises digestions.

Conseils. — Si nous sommes entré dans tous ces détails, c'est afin de faire sentir aux malades atteints de ces affections de l'estomac l'importance des conseils qui leur sont donnés chaque jour par les médecins appelés à les gouverner; c'est pour favoriser leur guérison; c'est enfin pour qu'ils ne soient pas surpris, si la maladie est longue et si les rechutes sont si faciles.

Dans les conseils qui leur sont donnés, les malades doivent considérer d'une part la médication, et de l'autre le régime. La médication a pour but d'évacuer les saburres et de rétablir la sécrétion de la membrane muqueuse à l'état normal; c'est pour cela que le médecin prescrit ordinairement les évacuants, et s'il juge à propos de les faire vomir, ils doivent bien se garder de se refuser à l'emploi de ces moyens curatifs, sous le prétexte futile qu'ils ont l'estomac trop faible pour les supporter; car, employés surtout au début, ils enlèvent le foyer de la fièvre, ils empêchent les complications et ils abrègent de beaucoup la durée de la maladie.

Mais il existe souvent des contre-indications à l'emploi de ces moyens, c'est pourquoi les malades ne doivent pas se permettre d'en faire usage sans le conseil d'un médecin, car alors ils pourraient occasionner des accidents qui ne seraient peut-être pas sans danger pour la vie.

Importance de la diète. — Pendant toute la durée de la fièvre muqueuse, les malades doivent se soumettre à une diète rigoureuse; et sur ce point important, ils doivent s'en rapporter exclusivement aux conseils de leur médecin. D'ailleurs ce qui doit les engager à observer la diète, c'est qu'ils éprouvent une répugnance insurmontable pour toute espèce d'aliment, quelque léger qu'il soit, et que s'ils essaient d'en prendre, ils se trouvent constamment plus mal après l'avoir pris. Ce dégoût prononcé pour toute espèce de substance alimentaire est un avis salutaire de la nature médicatrice, qu'il ne faut pas enfreindre, car il peut en résulter les plus funestes conséquences. Cette répugnance persiste même encore pendant plusieurs jours après que la fièvre a disparu.

En général, dans ces maladies, les tisanes fades, telles que la décoction d'orge, l'eau de gomme ou de guimauve, ne passent pas bien, il en est de même du lait. Toutes ces substances fatiguent l'estomac et le jettent dans l'atonie; le malade éprouve après les avoir prises un sentiment de pesanteur à l'estomac, et le dégoût est plus prononcé.

Il est facile de comprendre maintenant pourquoi les dyspepsies et les fièvres muqueuses se prolongent, et pourquoi aussi les rechutes sont si faciles, car une mauvaise digestion suffit pour les occasionner, et nous voyons qu'il ne faut presque rien pour la produire; un bouillon au veau pris avant l'époque de la convalescence peut quelquefois occasionner une rechute.

Ainsi donc, pour éviter les rechutes, les malades ne doivent prendre du bouillon que lorsqu'il leur semble bon, et ce n'est que lorsqu'il passe bien qu'ils doivent, d'après l'avis du médecin, essayer un potage, et ils ne doivent augmenter que graduellement et à mesure que l'estomac a bien digéré l'aliment qui a été permis la veille, car lorsqu'il a occasionné de la pesanteur et reproduit du dégoût, il faut reposer l'estomac et supprimer l'aliment pendant un jour ou deux.

Préjugés populaires. — Si nous sommes parvenu à faire bien comprendre à nos lecteurs ce que c'est qu'une fièvre muqueuse et ce qu'il faut faire pour la guérir, ils verront combien est erroné le préjugé dont sont imbus une foule de gens, surtout dans les campagnes, lorsqu'ils viennent répéter sans cesse aux oreilles des malades : N'écoutez pas les médecins, ils affaiblissent trop les malades, ils les mettent trop à la diète ; prenez de bon bouillon et mangez des soupes si vous voulez reprendre des forces. Et combien de malades sont victimes chaque année de ce pernicieux conseil ! Nous pouvons affirmer que ce préjugé a de tout temps été plus fatal à l'humanité que les guerres et les maladies épidémiques les plus meurtrières.

Si les malades comprenaient bien toute l'importance des préceptes que nous venons de soumettre au jugement de nos lecteurs, on ne verrait presque plus de ces estomacs débiles, qui ne peuvent même pas supporter une alimentation ordinaire, de ces personnes dont l'estomac est sans cesse dérangé ou troublé, sous l'influence de la cause la plus légère.

Mais, nous le répétons, la difficulté pour les médecins d'obtenir la guérison radicale des malades atteints de dyspepsies chroniques, c'est de soumettre les malades à un régime alimentaire convenable suivi avec persévérance pendant plusieurs mois, et la difficulté est encore de beaucoup augmentée si l'on réfléchit qu'un seul écart de régime suffit, lors même que la guérison serait aux trois quarts obtenue, suffit, dis-je, pour tout perdre et pour obliger souvent le malade à recommencer comme s'il n'avait rien fait. Voilà pourquoi tant de personnes atteintes de ces maladies, que l'on a qualifiées à tort de gastrite chronique, ne guérissent presque jamais, et finissent par arriver aux lésions organiques de l'estomac.

Aussi, avant de terminer cet important article, nous pensons qu'il est très à propos de répéter à nos lecteurs un conseil que nous avons déjà donné : c'est qu'il faut conserver avec le plus grand soin l'estomac, lorsqu'il est bon ; car, lorsqu'il est devenu mauvais, il est souvent presque impossible de le rétablir.

4° *Fièvre bilieuse.*

201. On désigne sous ce nom une espèce de fièvre qui se rattache à une sécrétion exagérée de la bile et à son séjour prolongé dans les réservoirs naturels et dans les organes digestifs.

Elle peut être simple, c'est-à-dire sans aucune complication. Elle peut se compliquer d'ictère ou de jaunisse, et cela arrive lorsque la bile est absorbée et qu'elle passe dans le sang; enfin elle peut se compliquer d'une inflammation du foie (*hépatite*). Chacune de ces complications nécessite un traitement très-différent, aussi faut-il dans ces cas s'en rapporter aux conseils de son médecin.

Les causes les plus ordinaires des maladies bilieuses sont l'abus des aliments échauffants et la chaleur atmosphérique. Aussi sont-elles particulières aux climats des tropiques et en particulier aux Antilles. Dans ces climats, elle atteint son maximum d'intensité, et elle constitue la fièvre jaune, maladie qui n'existe pas chez nous. Elle est, par rapport à ces climats, ce que le thyphus est pour nos contrées.

Le tempérament bilieux y prédispose singulièrement, et elle est surtout occasionnée par les excès de la gourmandise, par l'intempérance, et on l'observe fréquemment chez les hommes soumis à l'action d'une chaleur intense, surtout s'ils font des excès.

Conseils.—Les malades atteints de la fièvre bilieuse doivent suivre les conseils que nous avons donnés à l'occasion de la fièvre muqueuse, car ces deux maladies ont entre elles beaucoup d'analogie quant à leur marche, à leur durée, aux effets du traitement, à la diète, au régime et à la facilité des rechutes.

5° *Fièvre typhoïde.*

202. *Nature.* — La fièvre typhoïde est pour le plus grand nombre des médecins une maladie d'un genre particulier, qui consiste dans une altération primitive et essentielle de la masse du sang.

Cette altération, qui n'est autre qu'une espèce d'infection, peut exister à des degrés très-différents, et produire dans les maladies de ce genre des degrés très-variables, depuis la fièvre typhoïde simple et bénigne qui s'observe souvent, jusqu'au typhus le plus prononcé qui se manifeste d'une manière épidémique.

Caractère essentiel. — Ce principe septique qui infecte le sang imprime à toutes les maladies thyphoïdes un cachet particulier qui ne trompe jamais ceux qui savent l'observer. Ce cachet, c'est la prostration des forces et la stupeur des traits. Ce caractère existe à un haut degré dans le typhus de nos contrées; il se retrouve dans la fièvre jaune, qui n'est autre que le typhus d'Amérique; dans la peste ou le typhus d'Afrique, et dans le choléra, qui n'est que le typhus de l'Inde ou d'Asie.

Ses causes. — Les causes de la fièvre typhoïde, comme du typhus, sont très-nombreuses; les principales sont: un travail forcé et exagéré au delà des forces ordinaires de l'homme, surtout pendant les chaleurs; les veilles de nuit prolongées ou répétées; le séjour prolongé ou l'habitation dans des lieux resserrés et mal aérés, dans lesquels se trouvent réunis une grande quantité d'hommes dans un petit espace, tels sont les hôpitaux, les prisons, les pontons, les casernes et les garnis des logeurs; le séjour prolongé dans les lieux où se dégagent incessamment des émanations de corps en putréfaction, tels sont les amphithéâtres et les charniers; l'usage répété jusqu'à l'abus des viandes fortes, telles que celles de bœuf, de mouton, de porc, surtout mises en ragoût et fortement épicées, car ces substances introduisent dans le sang des principes trop animalisés. Ajoutons enfin à ces causes, déjà trop nombreuses, les excès auxquels se livrent si souvent une foule de jeunes gens, sous l'influence des passions et du libertinage, et nous aurons la nombreuse série des causes qui produisent les maladies typhoïdes.

Toutes ces causes peuvent se réduire à quatre chefs: 1° travaux forcés ou prolongés; 2° air vicié et corrompu; 3° aliments échauffants ou trop animalisés; 4° excès poussés jusqu'à l'épuisement. Toutes ces causes, dis-je, agissent, d'une part, de manière à épuiser la vitalité du système nerveux, c'est-à-dire à énerver les forces, et de l'autre, à produire une infection particulière de la masse du sang tendant à la décomposition putride. Voilà pourquoi les anciens médecins avaient désigné cette maladie sous le nom de *fièvre putride*, et ils s'étaient fondés sur cette tendance à la décomposition qui s'observe de toutes parts lorsqu'elle est portée à un certain degré.

La fièvre typhoïde se développe souvent dans certaines localités sous la forme épidémique. Elle est très-fréquente dans les grands centres de population. On l'observe surtout à Paris d'une manière permanente; elle sévit principalement sur les jeunes gens de vingt à trente ans qui arrivent de la province, et dans la première année de leur séjour dans la capitale, et cela parce que toutes les causes que nous venons de signaler agissent simultanément sur une masse d'individus. Telle est la cause qui fait qu'une foule de jeunes gens payent chaque année le tribut à la capitale, et qu'ils y sont moissonnés à la fleur de l'âge par cette maladie.

Signes précurseurs. — En général, la fièvre typhoïde est précédée d'un malaise général, et l'individu qui en est menacé éprouve des lassitudes et une courbature ; il a des vertiges et une douleur de tête gravative, ou un sentiment de pesanteur et d'embarras dans le cerveau ; la tête est comme serrée par un bandeau frontal. En même temps il a perdu l'appétit, il a du dégoût, et ses digestions se font mal ; elles s'accompagnent souvent de coliques. Il existe aussi une diarrhée légère. Cet état peut durer plusieurs jours et même plusieurs semaines avant l'invasion de la fièvre.

Symptômes et marche. — Au début et pendant le premier septénaire (période *de sept jours*), elle simule ordinairement une fièvre muqueuse ; mais du huitième au quinzième jour, on voit successivement se développer les symptômes qui la caractérisent. C'est pourquoi le médecin ne peut pas toujours indiquer alors si c'est une fièvre typhoïde qui va se déclarer, et il ne faudrait pas l'accuser plus tard de s'être trompé, car il ne peut le savoir que lorsque les symptômes typhoïdes qui la constituent se sont développés. Dans tous les cas, il n'en peut rien résulter de fâcheux pour le malade, car les moyens de traitement qui s'appliquent à la première période de la fièvre typhoïde sont précisément ceux qui conviennent à la fièvre muqueuse, ce sont les évacuants, et ils ont alors pour le malade le précieux avantage d'enlever du tube digestif un foyer de matières déjà en voie de décomposition, qui alimentent la fièvre et qui préparent pour les périodes suivantes de graves et de dangereuses complications.

Lorsque la fièvre typhoïde est une fois développée, elle parcourt ordinairement les périodes que nous avons indiquées en traitant de la marche naturelle des maladies (135). Elle constitue l'ensemble des opérations synergiques de la nature médicatrice ayant pour but la destruction du principe septique et inassimilable, et par suite le rétablissement du sang à l'état pur et normal. — Le temps qu'elle met à accomplir cette dépuration constitue la durée de la fièvre typhoïde, et on conçoit qu'elle doit varier beaucoup d'après le degré de septicité du principe qui la produit, d'après le traitement qui lui est appliqué, et enfin d'après la docilité du malade et les soins qui lui sont rapportés. Sa durée ordinaire dans nos contrées est de vingt à vingt et un jours, comme aussi on la voit souvent se prolonger jusqu'au trentième et au quarantième jour; lorsqu'elle se prolonge ainsi, elle laisse souvent après elle des reliquats dont les malades ont beaucoup de peine à se débarrasser.

Sa gravité et dangers qu'elle présente. — Nous avons dit que les caractères généraux de la fièvre typhoïde sont : la prostration des forces jointe à l'altération des traits, qui portent l'empreinte d'une stupeur plus ou moins profonde; à ces signes, que tout le monde peut reconnaître et qui annoncent toujours une fièvre grave, il en est d'autres pour le médecin qui lui font apprécier son degré de gravité; ces symptômes sont : l'état fuligineux ou brun de la langue, des dents et des lèvres; les pétéchies ou taches brunes à la peau, le gargouillement des intestins et la douleur dont ils sont le siège, le ballonnement ou le météorisme du ventre, une diarrhée involontaire et fétide. A un degré plus prononcé encore, et dans la troisième période, on voit survenir des abcès sous la peau, et même la gangrène des parties de la peau soumises à la pression (*le sacrum et les trochanters*[1]), et quelquefois il survient des hémorrhagies graves qui peuvent amener la mort. Enfin, dans cette période, on observe encore l'engouement semi-inflammatoire des poumons produit par la stase du sang dans les parties déclives, le malade étant constamment couché sur le dos. Bien que tous ces symptômes dénotent beaucoup de gravité, ils ne sont cependant pas d'un aussi fâcheux pronostic que ceux qui résultent des désordres dans les fonctions du système nerveux et que l'on a désignés sous le nom de symptômes *ataxiques*.

Pronostic fâcheux. — Les symptômes ataxiques annoncent un désordre profond dans l'organisme qui porte en particulier son action sur les fonctions du système nerveux ; ils présentent des différences très-notables, et c'est sur leur degré d'intensité que repose principalement le pronostic. Ainsi, à un degré moins prononcé, on observe les soubresauts dans les tendons des poignets et une confusion dans les idées ; les réponses sont lentes et souvent incohérentes ; il existe une espèce de délire que l'on a désigné sous le nom de *coma vigil*. Cette espèce d'ataxie est très-ordinaire ; quoique grave, elle ne dénote pas un péril imminent. Mais lorsqu'elle est portée à un haut degré, l'ataxie ou les désordres nerveux se traduisent par un délire aigu avec transport et avec violence, par des cris et des chants désordonnés, par l'anxiété et les mouvements convulsifs ; ainsi, le malade veut sans cesse s'échapper de son lit ; il ramasse ses couvertures ; il a les yeux égarés et ses traits sont profondément altérés. Dans cet état désespéré tout décèle un trouble profond dans l'organisme. Ils an-

---

[1] Le siége et les hanches.

noncent une réaction vicieuse, incohérente et désordonnée. Ils prouvent évidemment que la nature est impuissante et qu'elle va succomber ; c'est ainsi qu'elle s'épuise dans une lutte inégale.

Conseils. — D'après l'énumération que nous venons de faire des symptômes de la fièvre typhoïde grave, faut-il donc en conclure que cette maladie soit aussi souvent fatale qu'on le croit généralement? Nous ne le pensons pas, et pour rassurer nos lecteurs à ce sujet, nous leur dirons que notre expérience personnelle nous a démontré que les cas très-graves ne sont pas les plus communs et que la forme ataxique mortelle est assez rare pour qu'on n'ait pas à la redouter, lorsque les malades sont dociles à suivre les prescriptions du médecin et que les soins leur sont convenablement rapportés. Pour faire comprendre à nos lecteurs la nature des soins qu'il faut donner à ces malades, nous les engageons à lire avec attention les conseils que nous avons donnés relativement aux périodes des maladies fébriles en général; car la fièvre typhoïde est ici, par excellence, le type de ces maladies.

MALADIES DE L'AGE DE RETOUR.

203. Dans la première partie de cet ouvrage, nous avons démontré que l'homme, ainsi que la femme, lorsqu'ils sont arrivés à l'âge de retour, sont plus disposés à contracter des maladies et qu'ils voient constamment alors s'aggraver celles dont ils sont atteints. Nous avons attribué ceci au décroissement que la résistance vitale des organes a déjà subi. Nous avons fait connaître à nos

lecteurs quelles sont les causes qui favorisent le plus cette déclinaison de la vie, et de plus nous leur avons indiqué aussi les moyens d'opposer une barrière à l'usure des organes par le progrès de l'âge. Actuellement, nous allons nous occuper des maladies qui viennent à cette époque hâter la destruction des organes et préparer ainsi les voies à la mort, et, par de sages conseils, nous allons apprendre à nos lecteurs à les prévenir et à s'en garantir, et de plus nous allons enseigner à ceux qui en sont déjà atteints les moyens de s'opposer à leurs ravages destructeurs, en prenant des précautions hygiéniques propres à en retarder le progrès et à prolonger ainsi leur existence.

Ainsi donc les maladies qui vont nous occuper se rattachent principalement aux lésions organiques, et nous avons vu, à l'occasion des maladies spontanées, que le germe de ces lésions existe souvent depuis longtemps dans l'organisme à l'état latent, et que c'est à cette époque de la vie qu'il vient se fixer dans les organes d'une manière définitive (141).

Nous nous occuperons spécialement de deux maladies qui sont plus particulières à l'âge de retour; ce sont : la goutte et le cancer, et de plus nous étudierons aussi les maladies mentales et l'hypocondrie, parce que c'est principalement à cet âge qu'elles se développent, et qu'elles prennent un caractère souvent inquiétant. Nous dirons aussi un mot des maladies du cœur, afin d'indiquer quels sont les moyens de les prévenir.

§ Ier. *Lésions organiques du cœur.*

204. Les lésions de l'organe central de la circulation sont toutes caractérisées par des palpitations et de l'oppression, et quelquefois elles sont aussi accompagnées de

toux ; mais on se tromperait fort si l'on croyait avoir une maladie organique du cœur toutes les fois que l'on éprouve des palpitations ; car le plus souvent ce ne sont que des palpitations nerveuses, sans aucune lésion du cœur. Cependant toutes les fois que ces palpitations s'accompagnent d'oppression et de toux, et qu'elles se reproduisent facilement même sous l'influence d'un exercice modéré, on doit toujours alors consulter un médecin, car lui seul peut reconnaître la nature de la maladie par un procédé qui est une des plus belles découvertes de ces temps modernes (l'auscultation). Depuis une vingtaine d'années, l'étude des maladies du cœur a fait de grands progrès, car un certain nombre d'esprits sérieux et d'habiles observateurs ont, par leur patience et par leur talent, fini par déchirer le voile qui cachait encore à nos yeux la plupart des maladies de cet organe.

Dans la partie hygiénique, nous avons souvent signalé les lésions organiques du cœur comme étant la conséquence d'une foule de causes ; nous allons les rassembler ici pour démontrer à nos lecteurs que l'homme peut le plus souvent, en suivant les règles de la tempérance et de la sagesse, prévenir le développement de ces maladies ; il lui suffit pour cela d'éviter les causes qui peuvent les produire. Les quatre principales sont :

1° *Les emportements de la colère.* — Il est toujours facile d'éviter cette cause : aussi les lésions du cœur ne se rencontrent presque jamais chez les hommes qui ont l'avantage de savoir se posséder et de maîtriser leurs mouvements.

2° *Les excès alcooliques.* — Ils sont peut-être de nos jours la cause principale de la fréquence des lésions du cœur. L'homme n'est-il pas toujours libre d'éviter cette cause ?

3° *Les excès dans la bonne chère.* — Ils sont une cause fréquente des lésions du cœur, parce qu'ils conduisent à la pléthore des vaisseaux ; dans ce cas, la lésion du cœur est produite par l'embarras qui en résulte dans la circulation et par les efforts que le cœur est obligé de faire pour vaincre la résistance que lui présente la colonne de sang qu'il doit expulser de ses cavités. On conçoit qu'il est presque toujours possible d'éviter la pléthore, et, lorsqu'elle existe, la saignée pratiquée à temps est le moyen par excellence de prévenir les lésions du cœur.

4° *La disposition à la goutte et au rhumatisme.* — Cette cause produit fréquemment certaines lésions organiques du cœur. Il n'est pas possible à l'homme d'éviter cette lésion lorsque cette disposition existe dans le sang ; cependant il peut toujours, en prenant les précautions que nous indiquerons tout à l'heure, s'opposer autant que possible au développement ou au progrès de la lésion du cœur.

§ II. *Affections goutteuses.*

205. La goutte est une maladie d'un genre particulier, caractérisée par des douleurs vives, aiguës et lancinantes, qui affecte les articulations des pieds et des mains.

Sous le rapport de son siége, on la distingue en goutte articulaire, nerveuse et fibreuse, suivant qu'elle affecte les articulations, les cordons nerveux, les aponévroses des muscles et les gaînes de leurs tendons. Sous le rapport de sa marche, on la distingue en goutte vague, en goutte aiguë et en goutte chronique.

Nature. — Jusqu'à présent on n'a pas pu préciser la nature de la goutte. Elle tient, il est vrai, du rhumatisme par la plupart de ses symptômes; mais elle en diffère essentiellement par ses causes, sa marche et sa terminaison. Ainsi le rhumatisme est occasionné par l'humeur de la transpiration, lorsque la peau ne remplit pas bien ses fonctions, ou lorsqu'elle se trouve plus ou moins brusquement supprimée. La goutte, au contraire, tient à la présence dans le sang d'un principe hétérogène d'une tout autre nature, dont l'élimination se fait également par la peau et par la sécrétion urinaire. D'après les causes qui la produisent et d'après ses effets sur les articulations qu'elle envahit, le principe de cette maladie paraît se rattacher à un excès d'animalisation du sang et à la prédominance du phosphate calcaire qu'il renferme.

Causes. — La goutte est une maladie très-souvent héréditaire dans les familles, et il est rare que celui qui est né de parents goutteux ne soit par lui-même atteint de la goutte dans l'âge de retour, si déjà il n'en a eu des attaques auparavant.

Mais, en dehors de l'hérédité, les causes les plus ordinaires de la goutte sont les excès de la sensualité et de la gourmandise, et surtout l'abus répété des mets succulents et des assaisonnements épicés, l'abus du vin, du café et des liqueurs alcooliques. Ils ont pour effet de produire un sang trop fort, trop riche et trop animalisé, renfermant des éléments chauds et fermentescibles. C'est ce qui constitue la *diathèse* ou la disposition goutteuse.

A cette cause principale de la goutte, il faut ajouter des habitudes sédentaires, le défaut d'exercice, le séjour prolongé ou l'habitation dans des lieux froids et humides, les excès débilitants, et en général toutes les causes qui favorisent l'atonie de la peau et qui épuisent la vitalité.

Elle est presque inconnue dans les climats chauds,

tandis qu'elle est très-fréquente dans nos contrées, à cause des variations excessives de la température. Les hommes y sont plus sujets que les femmes, et on ne l'observe jamais dans l'enfance.

Goutte régulière. — L'attaque de goutte régulière se manifeste ordinairement soit à la suite d'un refroidissement, soit par l'effet d'un excès débilitant ; alors le principe hétérogène qui la détermine est poussé par le mouvement de la vie et de la circulation vers les extrémités, et il se fixe sur les articulations des pieds et des mains. Elle est caractérisée par une douleur vive, aiguë, lancinante et comme dilacérante et brûlante. Cette douleur est continue, mais elle se réveille par accès et par crises, qui ne laissent au malheureux malade aucun repos.

La durée de l'attaque de goutte varie beaucoup ; ainsi elle peut se terminer en quatre ou cinq jours, comme elle peut se prolonger pendant trois semaines, et après qu'elle a disparu, elle laisse à sa suite de la roideur et du gonflement, qui s'opposent au mouvement des articulations envahies pendant un temps plus ou moins long.

Dans les premiers temps de l'invasion, ces attaques sont ordinairement de courte durée et elles ne se reproduisent qu'à de longs intervalles ; mais à mesure que l'âge avance elles reviennent plus souvent, et elles sont aussi plus longues, et il arrive quelquefois qu'elles fixent sur un lit de douleur pendant plusieurs mois le malheureux qui en est atteint. — En général, lorsque la goutte est bien établie, on peut dire que plus les attaques sont courtes, plus aussi elles sont incomplètes, et plus, par conséquent, elles se reproduisent souvent ; tandis que les grandes attaques, qui épuisent complétement l'action de la cause, en débarrassent au moins pour un temps l'organisme, et l'individu qui a subi une longue attaque de goutte est ordinairement plusieurs mois et même plusieurs années sans la revoir.

Effets locaux. — La répétition des accès de la goutte aux articulations finit par laisser à sa suite un gonflement autour des articulations envahies, qui ne se dissipe plus complétement; il augmente même avec le temps et se transforme en des nodosités composées de phosphate de chaux, qui s'accumulent par la répétition des attaques au point de rendre les mouvements impossibles. — Il est des goutteux qui sont perclus de tous leurs membres par cette cause.

Effets généraux. — Le principe goutteux porte aussi son action sur les organes affectés aux fonctions vitales et nutritives, et apporte une perturbation générale dans leur accomplissement. Ainsi l'attaque de goutte s'accompagne presque toujours de fièvre, de perte d'appétit et d'un état de souffrance générale, qui use promptement l'organisme. Elle affaiblit singulièrement la résistance vitale des organes, et on voit dans l'âge de retour le principe goutteux se fixer sur des organes importants à la vie, et y produire des lésions graves. C'est ainsi, comme nous venons de le voir, que se produisent certaines lésions du cœur; il en est de même aussi souvent de celles de l'estomac, qui perd par cette cause son aptitude fonctionnelle, d'où résulte la dyspepsie goutteuse, et l'on voit par suite la nutrition languir. D'un autre côté, les fonctions de la peau et des reins ne s'accomplissent qu'imparfaitement; la circulation se ralentit et les goutteux tombent d'abord dans le marasme, puis dans l'hydropisie.

Goutte vague ou *atonique.* — Quoique le principe goutteux se porte de préférence sur les petites articulations, on le voit aussi, principalement dans l'âge de retour, se porter sur le système nerveux et sur quelques organes importants, tels que le cœur, les poumons, les organes digestifs, etc. Il occasionne alors des désordres fonctionnels qui, par leur forme et par leur marche insolite, paraissent se rattacher à d'autres maladies, et qui cependant appartiennent à la goutte. Ces maladies goutteuses veulent être traitées comme la goutte, et exigent de la part du malade beaucoup de confiance dans son médecin et surtout beaucoup de persévérance à suivre ses conseils.

En général, la goutte atonique est une maladie cruelle qui fait horriblement souffrir ceux qu'elle atteint, et elle s'accompagne presque toujours de l'hypocondrie avec toutes ses conséquences (209).

Goutte remontée. — Il est un accident terrible qui tient à la présence du principe goutteux dans l'organisme, c'est son invasion subite et souvent mortelle sur les organes centraux de la vie. C'est principalement sur le cœur, sur l'estomac, sur les poumons, sur le cerveau et sur le centre nerveux sympathique ou ganglionnaire, qu'il vient ainsi se jeter tout à coup, après avoir abandonné les articulations qu'il avait d'abord envahies. Ces attaques terribles ont été désignées par les auteurs sous le nom de goutte remontée, et on les voit souvent éteindre la vie en quelques heures, avant que l'art ait eu le temps de rien opposer à leur action destructive et antivitale. D'ailleurs, ordinairement, la médication, quelque énergique qu'elle soit, est tout à fait impuissante pour débarrasser les organes envahis et pour rappeler la goutte aux articulations.

La rétrocession du principe goutteux sur le cœur produit une anxiété très-grande, les palpitations violentes, les défaillances et les syncopes. Sur l'estomac, il produit l'anxiété, la cardialgie intense, les vomissements et les crampes violentes. Sur les poumons on voit survenir l'asthme spasmodique ou suffocant et l'angine de poitrine. Au cerveau elle produit l'apoplexie et la paralysie goutteuse. Enfin, sur le centre nerveux sympathique, elle produit un anéantissement total et subit de toutes les fonctions vitales. Dans tous ces cas, toutes les synergies sont brisées; les traits sont profondément altérés et décomposés; le principe de la vie est attaqué dans sa source radicale, et il est dans l'impossibilité de réagir, à moins que l'art ne parvienne bien vite à rappeler la goutte aux articulations.

Transformations curatives. — Il est deux incommodités qui, lorsqu'elles se manifestent chez les goutteux, préviennent et empêchent à peu près constamment les attaques : ce sont la gravelle et les hémorrhoïdes. La première enlève, par la sécrétion urinaire, l'excédant de phosphate calcaire et d'autres principes qui reproduisent les attaques; par la voie des hémorrhoïdes, ces mêmes principes sont évacués avec le sang. Elles sont l'une et l'autre un bienfait de la nature médicatrice : les goutteux doivent donc les respecter.

206. *Conseils*. — En présence d'une maladie aussi terrible que la goutte, l'homme prudent et sage doit faire tout son possible pour s'en garantir, et le moyen par excellence pour atteindre ce but, c'est la *tempérance*. Cependant, lorsqu'elle est héréditaire, il n'est pas toujours possible de l'éviter, c'est pourquoi nous allons donner quelques conseils aux personnes qui en ont déjà subi des attaques, afin qu'elles puissent en éloigner les retours et en diminuer l'intensité, et de plus afin qu'elles évitent les fâcheuses complications et les funestes conséquences que nous avons signalées. Ces conseils sont relatifs au régime, à l'exercice, à la transpiration, à la tempérance, aux excès, à la pléthore et à quelques remèdes dits de précaution. Ils ne sont d'ail-

leurs pas autres que ceux qui sont chaque jour donnés par les médecins à leurs malades, et dont ceux-ci sentent en général fort peu toute l'importance ; c'est donc pour les éclairer et pour les engager à les suivre que nous avons pris à tâche de bien faire connaître à nos lecteurs les causes et la nature de cette maladie, comme aussi les dangers qu'elle fait courir à ceux qui en sont attaqués.

1° *Régime.* — Les personnes goutteuses doivent suivre un régime propre à tempérer l'ardeur et l'acrimonie du sang. Il doit être composé principalement d'aliments pris dans la classe des végétaux et des aliments mixtes ; elles ne doivent user habituellement que de viandes blanches, et par exception seulement de viandes rouges, de mouton et de bœuf ; elles doivent s'interdire absolument les viandes faisandées et très-animalisées, les épices et les salaisons. Leurs aliments doivent être préparés avec la plus grande simplicité possible. Leur boisson doit être tempérante et rafraîchissante, très-peu alcoolique. La bière leur convient parfaitement ainsi que l'eau vineuse avec un quart de vin. Il en est de même du cidre léger qui n'est pas encore acide. De temps à autre, elles doivent faire usage d'eaux gazeuses, de Seltz ou de Vichy, afin d'activer les digestions et de porter aux urines. En général, les goutteux se trouvent toujours bien de prendre abondamment des boissons aqueuses, elles ont pour effet de délayer les particules trop animalisées qui circulent avec le sang, et d'en atténuer les effets en favorisant leur expulsion par la voie des organes dépurateurs, la peau et les reins.

2° *Exercice.* — L'exercice est, avec le régime et les boissons aqueuses abondantes, le moyen par excellence pour prévenir les attaques ou les retours de la goutte, mais il doit être fait avec méthode et avec modération ; c'est ainsi qu'un travail modéré et régulier, la marche, l'exercice du cheval, le jardinage, sont d'excellents préservatifs de la goutte, tandis que, par opposition, l'oisiveté et la bonne chère sont les causes principales qui en reproduisent les attaques.

3° *Transpiration*.—Les goutteux doivent, comme les rhumatisants, éviter surtout les suppressions de la transpiration, et ils doivent suivre à cet égard les conseils que nous avons donnés à l'occasion des vêtements (88) et des saisons (82). Ils doivent s'attacher à favoriser les fonctions de la peau ; car, comme nous l'avons dit (12), elle est l'organe dépurateur par excellence ; et pour activer la transpiration, ils doivent porter constamment et en toute saison un vêtement de laine appliqué sur toute la périphérie du corps et se vêtir plus chaudement que les personnes qui se portent bien. C'est pourquoi les frictions faites avec la main sur toute la périphérie du corps ou avec la brosse sont un excellent moyen préservatif (90), car elles ont pour effet de rendre à la peau le ton qu'elle a perdu dans cette maladie. En outre, ils auront soin de favoriser la transpiration des pieds, en portant des chaussures bien chaudes et en évitant l'humidité, car c'est une voie par le moyen de laquelle leur santé se soutient.

4° *Tempérance*.—Les goutteux doivent surtout éviter les excès, de quelque nature qu'ils soient, car ils ont pour effet d'épuiser les forces et d'affaiblir la résistance vitale, et par suite de préparer les retours des attaques. Cependant ils peuvent user de quelques stimulants, pris avec modération, pour soutenir le ton de l'estomac et pour favoriser les digestions ; ainsi ils peuvent prendre après le repas tantôt un peu de café à l'eau sans eau-de-vie, tantôt une petite quantité de vin vieux de Bordeaux ou bien un peu de liqueur douce.

5° *La pléthore.* — Elle s'établit facilement chez les goutteux, et elle est la voie qui les conduit à la paralysie et à l'apoplexie, ou bien le plus souvent elle rappelle les attaques; ils doivent donc l'éviter avec le plus grand soin en suivant un régime convenable, et lorsqu'elle est arrivée ils doivent, dès qu'ils commencent à éprouver les signes qui l'annoncent (165), consulter un médecin afin de s'opposer à ses effets par l'emploi des moyens convenables.

6° *Remèdes de précaution.* — Il est une foule de goutteux qui rappellent eux-mêmes leurs attaques de goutte en voulant se gouverner à leur manière. Ils s'administrent à cet effet soit des purgatifs, soit des bains, ils s'appliquent même souvent des sangsues; tous ces moyens peuvent quelquefois leur convenir, mais leur emploi repose sur des indications positives dont le médecin est seul à portée de juger, tandis que leur emploi intempestif et inopportun est seul capable de produire une attaque qui sans cela n'aurait pas eu lieu. Souvent aussi les goutteux qui veulent se soigner eux-mêmes dans l'attaque de la goutte articulaire ont, par une application de sangsues ou par des moyens répercussifs appliqués sur le siége même de la goutte, favorisé la métastase de ce principe ou son transport sur les organes essentiels à la vie, et ont succombé à une attaque de goutte remontée.

Les malades ne doivent donc jamais se permettre de se traiter eux-mêmes dans leurs maladies; car, ignorant les principes de la science, étrangers à l'art de guérir, ils s'exposent quelquefois à la mort, faute d'avoir bien compris l'importance du précepte que nous venons de donner.

§ III. *Affections cancéreuses.*

207. Le cancer est, comme la goutte et les scrofules, une maladie d'un genre particulier, caractérisée par des douleurs aiguës et lancinantes qui se produisent dans des tissus dégénérés.

Nature et causes. — Cette maladie est le résultat de l'action d'un vice particulier du sang qui se porte sur certains organes prédisposés à en recevoir l'influence. Elle est l'effet d'un vice de nutrition dans ces organes; en un mot, elle est une véritable transformation organique.

Elle est particulière à l'âge de retour, et selon quelques auteurs recommandables elle serait pour cet âge ce que sont les scrofules relativement à la jeunesse: c'est-à-dire que les causes qui occasionnent les scrofules détermineront plus tard le cancer, surtout si à ces causes viennent s'ajouter, pendant l'âge viril, l'action prolongée des peines morales.

On l'observe surtout dans les grandes villes, tandis qu'au contraire elle est assez rare dans les campagnes; elle se développe rarement au milieu d'un air pur et salubre et des habitudes simples et paisibles de la vie champêtre. Cette différence tient à l'action simultanée de toutes les causes physiques et morales tendant à pervertir la nutrition (118), et surtout à l'action dépressive des peines morales profondes et prolongées qui sévissent sur les masses dans les grands centres de population. Il est d'ailleurs prouvé par l'observation que les maladies cancéreuses y sont excessivement fréquentes.

Hérédité. — La prédisposition héréditaire aux maladies cancéreuses, bien qu'elle ne soit pas positivement démontrée, est cependant très-probable. Ainsi, dans certaines familles, on voit souvent plusieurs sujets atteints du cancer, tandis que d'autres en sont exempts.

Caractère essentiel. — Le caractère essentiel du cancer confirmé sont les élancements vifs et fréquents qui se manifestent dans une tumeur siégeant dans un point quelconque de l'organisme. Il semble qu'elle est traversée par des aiguilles rougies au feu.

Marche. — Cependant, longtemps avant l'apparition des élancements, la tumeur s'était développée lentement et insensiblement, sans manifester sa présence autrement que par son volume ou par la gêne qu'elle apportait dans les mouvements ; seulement, chez la femme, avant et après chaque époque menstruelle, elle devenait plus sensible et il s'y manifestait parfois quelques douleurs lancinantes. C'était aussi alors qu'elle paraissait prendre du développement. Cette tumeur ou cette glande, qui plus tard deviendra un cancer, peut persister dans cet état pendant de nombreuses années. Ce n'est ordinairement que vers l'âge de retour qu'elle arrive à la dégénération vraiment cancéreuse.

Mode de développement. — Pour bien comprendre la nature et le mode de développement des maladies cancéreuses, il faut se reporter à ce que nous avons dit au sujet des affections spontanées (141). Nous avons vu que cette espèce d'indisposition résulte de la présence dans l'organisme d'un principe hétérogène et inassimilable, qui circule avec le sang et dont la présence se manifeste par des maladies très-différentes quant à leurs symptômes, mais identiques par leur cause ; que ce principe ou vice du sang, après avoir, pendant de longues années, suscité soit une fonction dépuratrice supplémentaire, par laquelle la nature médicatrice en a débarrassé l'économie, ou bien, après avoir provoqué des troubles fonctionnels très-variés, finit par se localiser, c'est-à-dire par s'implanter définitivement dans les organes prédisposés à recevoir son action et par en détruire la trame.

Cette prédisposition des organes aux affections cancéreuses résulte : 1° des excitations prolongées et souvent répétées de certains organes; ainsi agissent les contusions pour le cancer du sein, l'action des irritants pour celui de la peau; le cancer de l'utérus est le plus souvent dû à cette cause; 2° la faiblesse relative de certains organes, dont les fonctions sont souvent et facilement dérangées; c'est ainsi qu'un mauvais estomac prédispose singulièrement au cancer de cet organe.

Siége. — Le vice cancéreux peut à peu près se fixer sur tous les organes; mais il en est pour lesquels il paraît avoir une préférence toute particulière : ainsi, chez la femme, ce sont les seins et l'utérus; on rencontre souvent chez l'homme le sarcocèle. Le cancer de l'estomac est très-commun, celui des intestins et du rectum est plus rare. Les glandes lymphatiques du cou, des aisselles, des aines et celles de l'abdomen sont assez souvent affectées; on l'observe aussi à la langue, au nez, aux yeux, à l'arrière-gorge, aux poumons, au foie, et quelquefois même dans le cerveau : on l'a vu envahir les muscles et les os et se développer sur tous les points de la peau.

Caractères d'après son siége. — Le cancer présente des caractères différents, suivant la nature et les fonctions des organes qu'il affecte; car ses symptômes et sa marche ne sont pas les mêmes dans tous les organes. Le plus douloureux, c'est le cancer des glandes, et en particulier celui du sein, lors surtout qu'il est d'origine squirrheuse; car alors il est caractérisé, comme nous l'avons dit, par une douleur très-vive, aiguë, lancinante, quelquefois comme brûlante et même dilacérante. Cette douleur jette une perturbation profonde dans toutes les fonctions de l'organisme; elle ôte l'appétit, trouble les digestions et chasse le sommeil : elle a servi de type pour caractériser le cancer en général. — Le cancer de l'estomac manifeste sa présence par des douleurs obtuses à l'épigastre et par la sensation d'une boule qui se déplace dans les changements de position du malade, en même temps qu'il existe des troubles profonds dans les fonctions de cet organe, et en particulier des vomissements glaireux; il produit l'amaigrissement et conduit lentement le malade à sa fin par l'épuisement qui résulte de l'inanition, ceci arrive lorsqu'il siége loin du pylore (10) et vers le grand cul-de-sac. Enfin, le cancer de l'utérus est caractérisé par des maux de reins habituels qui augmentent principalement aux époques menstruelles, et qui s'accompagnent alors d'élancements et de chaleur correspondant au siége. Il fait des progrès rapides vers l'âge de retour, c'est-à-dire après la cessation des règles; il s'aggrave beaucoup par la fatigue, par les excès et par les écarts de régime.

Ce serait un véritable hors-d'œuvre dans un ouvrage de ce genre d'entrer dans de plus longs détails sur les symptômes et la marche très-variés que présentent les maladies cancéreuses. Nous dirons seulement un mot sur le mode de transformation qui s'opère au sein des organes malades. Ainsi, lorsque le vice cancéreux vient à se fixer sur un organe prédisposé à recevoir son action, il commence par exciter dans cet organe des troubles fonctionnels, c'est-à-dire par pervertir ses fonctions naturelles; puis il altère et pervertit ses propriétés vitales, qui sont la sensibilité et la contractilité organique :

alors commence la lésion de texture ou la transformation du tissu sain en tissu malade. Ce travail morbide qui s'opère au sein des organes est lent et progressif, et ce n'est que peu à peu que la totalité de l'organe se trouve envahie par le cancer.

208. *Conseils.* — Que faire pour prévenir une maladie aussi redoutable que le cancer? Chacun sait que l'art de la médecine est impuissant pour le guérir lorsqu'il est arrivé à un certain degré; il faut donc avant tout l'éviter, et on peut s'en garantir à l'aide des moyens que possède la science hygiénique. Nous allons entrer à ce sujet dans quelques détails, et après avoir éclairé nos lecteurs sur la nature et sur les causes du cancer nous allons les mettre aussi à portée de puiser dans cet ouvrage pour eux-mêmes et pour ceux qui leur sont chers les moyens propres à éviter cette affreuse maladie; car elle ne pardonne jamais à ceux qu'elle atteint. Ces moyens sont, comme nous l'avons dit, principalement fournis par l'hygiène; d'autres constituent une médication.

Moyens hygiéniques. — D'après ce que nous venons de dire sur la nature des maladies cancéreuses, il est évident que pour les prévenir il faut favoriser l'élimination incessante du principe qui en est la cause première et essentielle. C'est la peau qui est la voie la plus naturelle ouverte à l'élimination de ce vice du sang, comme elle l'est de celui de la goutte et des scrofules; c'est donc par la transpiration insensible qu'elle s'opère incessamment. Et si l'on se rappelle ce que nous avons dit par rapport à l'importance des fonctions de la peau (12), les personnes prédisposées aux affections cancéreuses concevront facilement l'indispensable nécessité qu'il y a pour elles à suivre les conseils que nous allons donner.

1° *Flanelles.* — Lorsqu'il existe une prédisposition héréditaire soit aux scrofules, soit à la goutte, soit au cancer, il faut s'attacher à favoriser les fonctions de la peau et à éviter les causes qui peuvent supprimer la transpiration; en conséquence, nous conseillons de porter des flanelles sur la peau et de ne jamais les quitter. On doit aussi se vêtir plus chaudement et toujours en raison de la température, et, d'après le conseil que nous avons donné, il ne faudra jamais quitter trop tôt les vêtements d'hiver et les reprendre de bonne heure à l'automne. En outre, nous renouvelons ici le conseil que nous avons donné aux femmes sujettes aux troubles fonctionnels qui se rattachent aux affections spontanées (142), de porter habituellement des caleçons de flanelle, comme moyen de s'opposer au développement des maladies cancéreuses de l'utérus.

2° *Frictions.* — Il serait aussi à propos, après l'âge de retour, lorsque les fonctions de la peau commencent à se ralentir, d'avoir recours aux frictions faites sur toute la périphérie du corps, une ou deux fois seulement par semaine, soit avec la main nue ou garnie d'une flanelle, ou bien avec une brosse douce; car sous leur action la peau se nettoie, conserve sa souplesse et reprend le ton nécessaire à l'accomplissement de ses importantes fonctions.

3° *Bains tièdes.* — Il ne faut avoir recours aux bains tièdes que rarement, et les employer seulement dans un but de propreté; car lorsqu'on en abuse ils débilitent l'organisme, et ils relâchent la peau, qui devient par cela même plus susceptible au froid : aussi leur effet est-il en général opposé à celui qu'on en attend, car ils favorisent l'atonie de la peau et rendent très-faciles les suppressions de la transpiration.

4° *Bains de mer.* — L'action des bains de mer est tout à fait opposée à celle des bains tièdes, car l'eau de mer, après avoir produit par la première impression de froid une sédation qui refoule le sang, stimule vivement toute la surface cutanée (de la peau), puis, au sortir du bain, il s'établit immédiatement une réaction énergique du centre à la périphérie du corps qui active singulièrement ses fonctions ; car, sous l'influence de cette réaction, la peau rougit vivement, et l'on éprouve un picotement à sa surface qui tient à la turgescence de ses vaisseaux capillaires, et il s'établit immédiatement une transpiration abondante et soutenue, surtout lorsqu'elle est favorisée par l'exercice. Aussi les bains de mer sont-ils généralement conseillés par les médecins pour rendre à la peau le ton qu'elle a perdu et pour favoriser la guérison d'un certain nombre de maladies chroniques. Nous les conseillons ici comme un excellent moyen préventif des affections cancéreuses, et les personnes prédisposées à ces maladies se trouvent généralement très-bien, lorsqu'elles sont à portée d'en user, de prendre chaque année de douze à quinze bains de mer pendant la belle saison. On conseille également, dans le même but, les bains d'eaux minérales, soit sulfureuses, soit alcalines. — Ce serait peut-être encore ici le cas d'appliquer les principes de l'hydrothérapie lorsqu'il n'existe pas de contre-indication à son emploi.

5° *Fonctions supplémentaires.* — Nous rappellerons ici aux personnes déjà tourmentées par les troubles fonctionnels qui se rattachent aux affections spontanées le conseil que nous avons déjà donné (142) sur la nécessité qu'il y a pour elles de conserver et de ménager avec soin une fonction supplémentaire dépuratrice lorsqu'elle s'est établie ; car, comme nous l'avons dit, elle est une voie d'élimination ouverte par le bienfait de la nature médicatrice, et sous ce rapport nous signalerons principalement à l'attention de nos lecteurs la sueur des pieds, les flux sanguins, les flux muqueux, les ulcères aux jambes, les suppurations anciennes, les dartres et quelques autres éruptions.

6° *Exercice.* — Il est encore un excellent moyen préservatif, c'est l'exercice ; car il a pour effet de favoriser les fonctions de la peau, en même temps qu'il active les digestions et qu'il perfectionne la nutrition. Aussi nous conseillons aux personnes prédisposées au cancer de se livrer à une vie active et occupée, tout en évitant la fatigue et une trop grande préoccupation d'esprit ; c'est pourquoi l'habitation à la campagne, les promenades longues, un travail régulier sans fatigue, le jardinage, les soins de la culture, etc., sont dans ce cas d'excellents préservatifs.

7° *Régime.* — Les personnes prédisposées aux affections cancéreuses doivent composer leur régime d'aliments pris principalement dans la classe des aliments mixtes, des végétaux féculents et des plantes potagères. Les viandes blanches et la chair de jeunes animaux leur conviennent également bien ; mais elles ne doivent user des viandes rouges qu'avec modération, et s'interdire absolument la chair de porc et les viandes faisandées, ainsi que les épices et les salaisons, car l'usage abusif de ces substances et des ragoûts est seul capable d'altérer la masse du sang et d'y introduire des germes de maladie en même temps qu'il favorise singulièrement le développement de ceux qui sont déjà existants. — Elles devront surtout éviter l'irrégularité dans les repas, de même que les écarts de régime et les excès dans les boissons alcooliques ; car nous avons vu (98 et 199) que les infractions à ces règles hygiéniques conduisent aux lésions cancéreuses de l'estomac, lorsqu'elles sont souvent réitérées et devenues une habitude.

8° *Passions.* — Quant aux passions dépressives ou concentriques, et en particulier les peines morales, nous ne pouvons trop recommander aux personnes prédisposées au cancer de les éviter avec le plus grand soin, surtout si elles sont déjà tourmentées par des névroses et par des névralgies, qui en sont les signes précurseurs; car, comme nous l'avons vu, elles sont la cause productrice la plus puissante de cette affreuse maladie; elles doivent donc surtout les redouter, car nous pouvons affirmer que l'art ne possède aucun moyen qui puisse neutraliser l'influence destructive de cette cause. Elles devront au contraire se placer autant que possible dans les conditions qui leur procureront une vie régulière, douce et agréable, et nous avons fait comprendre à nos lecteurs les avantages que l'on trouve sous ce rapport au sein de la famille lorsque le lien qui l'unit et qui la consolide est basé sur la réciprocité des sentiments affectifs (65); car l'homme sage et raisonnable y éprouve de grandes consolations dans ses peines, et il y trouve les éléments d'une douce gaieté, qui sont pour lui les moyens par excellence pour entretenir sa santé.

9° *Hygiène de l'organe prédisposé.* — Il est encore d'autres conseils qui se rapportent en particulier à l'organe prédisposé, et qui sont de la plus grande importance pour s'opposer à l'action désorganisatrice du vice cancéreux. Ces conseils varient suivant la nature et les fonctions de l'organe menacé. Ainsi, relativement à celui du sein et des glandes situées sous la peau, c'est de favoriser spécialement la transpiration de la partie qui les recouvre ou qui les avoisine; à cet effet, les femmes prédisposées au cancer du sein devront porter constamment une pièce de flanelle chaude et laineuse en forme de plastron sur la poitrine; elles se serviront encore avec plus d'avantage d'une peau de cygne préparée, ou d'une peau de lièvre ou de lapin tannée. La même application faite sur l'abdomen est également très-utile lorsque ce vice tend à envahir les organes renfermés dans cette cavité. — Pour les glandes de la gorge, il faut porter une mentonnière chaude en soie, ouatée pendant l'hiver et pendant toute la durée du froid; il est même à propos de la conserver pendant la nuit. — Nous venons de dire que les individus prédisposés au cancer doivent être sobres et tempérants, en même temps qu'ils doivent régulariser leurs repas, s'ils veulent éviter la localisation de ce vice sur l'estomac. — Quant à celui de l'utérus, nous avons déjà conseillé aux femmes qui souffrent à chacune de leurs époques de porter constamment des caleçons de flanelle, et nous les prions de se reporter aux conseils que nous avons donnés à propos de l'âge de retour (124). Elles devront surtout se consulter à temps et suivre exactement les conseils d'un médecin instruit, car il existe contre cette terrible maladie une foule de moyens préventifs qu'il ne suffit pas d'indiquer. Le médecin seul peut, comme nous l'avons dit, juger de l'opportunité de leur emploi : ainsi, outre le régime, le repos, les lavements et les bains dont nous avons parlé, il leur conseillera tantôt la saignée déplétive ou révulsive, tantôt des sangsues ; dans d'autres cas, ce sera un exutoire.

Moyens médicaux. — Lorsqu'après avoir suivi pendant longtemps et exactement les conseils hygiéniques que nous venons de donner, les accidents morbides qui préparent la voie aux affections cancéreuses persistent, il faut alors avoir recours à d'autres moyens qui sont du ressort de la médecine, et pour cela il faut s'en rapporter aux soins éclairés d'un médecin qui comprenne bien la nature des affections spontanées et la nécessité de provoquer l'élimination du principe de ces affections. Deux voies sont ouvertes par l'art médical pour provoquer cette élimination : ce sont les purgatifs répétés d'une part, et de l'autre l'établissement d'une suppuration artificielle (*exutoires*).

1° *Les purgatifs*. Comme moyens préventifs des affections cancéreuses, ces moyens ne doivent jamais être conseillés que par le médecin, car pour être utiles leur emploi repose sur des indications dont il est seul capable d'apprécier la valeur. Ils sont d'abord contre-indiqués par le mauvais état des organes digestifs; ils sont nuisibles dans certaines conditions, par exemple, pendant les grands froids, comme pendant les grandes chaleurs, comme aussi dans certaines maladies de la peau, et dans certains cas ils peuvent même favoriser la localisation du vice cancéreux sur le tube digestif, et devenir ainsi la cause déterminante d'un cancer de l'estomac, des intestins ou du rectum, ou même de l'utérus.

Aussi nous ne pourrons jamais trop nous élever, avec la presque totalité des médecins, contre le préjugé qui porte certaines personnes à abuser des purgatifs drastiques (ou violents), tels que la médecine de Leroy. — Nous admettons qu'ils peuvent rendre des services dans certains cas, mais c'est au médecin à les prescrire d'après les indications qui se présentent à son observation. On ne saurait croire tout le mal qu'ils ont fait à côté d'un peu de bien qu'ils ont produit, et considérés comme moyens préventifs des affections cancéreuses, ils ne sauraient être employés que comme des agents auxiliaires, car ils sont loin de remplir le but voulu par la nature, puisque leur action ne peut pas être continuelle ni surtout prolongée, et il est démontré que lorsqu'ils sont employés d'une manière abusive, ils fatiguent les organes digestifs, dont ils usent rapidement la vitalité, troublent les digestions, et ruinent en peu d'années la santé de ceux qui se laissent prendre à de fausses théories, dont ils sont loin de connaître les conséquences.

2° *Les exutoires.* — On appelle exutoire l'établissement d'une suppuration artificielle que l'on obtient soit par un vésicatoire, soit par un cautère, soit par un séton. Ces moyens sont ici les agents dépurateurs par excellence, à cause de leur action lente, prolongée et incessante. Ils remplissent autant que possible le but voulu par la nature, car avec le temps ils constituent une fonction supplémentaire dépuratrice, analogue à celles que la nature établit souvent elle-même. Aussi lorsqu'un médecin, éclairé par les antécédents et par l'état actuel d'un malade qui le consulte, lui conseille l'application d'un cautère au bras ou à la cuisse, ou qu'il lui propose un vésicatoire et même un séton, ce malade ne doit jamais se refuser à accepter ces moyens, car ils sont les seuls, lorsqu'ils sont secondés par les moyens hygiéniques, qui puissent s'opposer efficacement à la localisation du vice cancéreux, et seuls ils sont capables de prévenir une maladie affreuse, qui fait de la vie une très-longue agonie.

Nous n'avons jamais pu concevoir comment il se fait qu'un très-grand nombre de personnes, de femmes surtout, qui ont l'affreuse perspective d'arriver au cancer, se refusent à l'emploi d'un moyen aussi sûr et aussi efficace que l'établissement d'un exutoire, et comment il se fait qu'elles ne s'y décident le plus souvent que lorsqu'il n'en est plus temps, alors que le vice cancéreux a déjà envahi les organes et qu'il les a désorganisés. Ceci est, selon nous, un travers d'esprit, qui, dans une certaine classe de la société, tient à un préjugé contre lequel viennent presque toujours se briser à la fois le dévouement et la science du médecin de même que l'affection des personnes qui nous sont chères. Ce sont ces erreurs et ces préjugés qui sont la cause que les maladies cancéreuses pullulent au milieu de nous, et qui font que tant de mères de famille sont décimées par cette terrible maladie. Tandis que si elles suivaient exactement et pendant toute la période de la vie connue sous le nom d'âge critique les conseils éclairés et désintéressés qui leur sont chaque jour donnés par les médecins, elles verraient bientôt diminuer considérablement le nombre des victimes qu'elles font chaque année parmi elles.

§ IV. *Aliénations mentales.*

Il n'est pas de champ plus vaste ni de plus difficile à travailler dans la science médicale que celui des maladies mentales. Plus particulières à l'âge de retour, on les observe cependant souvent aussi dans la jeunesse, et même quelquefois dans la vieillesse; semblables au Protée de la fable, elles se manifestent sous des formes aussi variées que les caractères des individus qui en sont atteints et que les causes qui les font naître.

Nous pensons que c'est rendre un véritable service à la société que de découvrir les sources qui de nos jours produisent un si grand nombre de maladies mentales; mais notre tâche ne serait pas remplie si, après en avoir fait connaître les causes, nous ne faisions pas aussi connaître à nos lecteurs les moyens de les prévenir, de même que les moyens que l'hygiène fournit pour parvenir à en obtenir la guérison lorsqu'ils sont bien dirigés et combinés avec d'autres moyens que fournit la science médicale.

Pour traiter ce sujet avec toute l'importance qu'il mérite, il faut retourner sur nos pas, et, dans notre excursion, puiser dans différentes parties de cet ouvrage les documents qui s'y rapportent, afin de réunir dans un cadre tout ce qui se rattache à ces maladies. Mais afin de simplifier leur étude, nous les diviserons toutes en deux grandes classes, qui sont relatives chacune à l'une et à l'autre des deux grandes divisions du système nerveux, car ce mode de division peut les renfermer toutes. La première classe se compose du genre des monomanies (*idées fixes*). Elle commence à l'hypocondrie et elle finit souvent au suicide, et quelquefois même à l'homicide. La seconde comprend le genre des manies (*idées désordonnées*). C'est la folie avec toutes ses nuances et ses variétés ; elle ne se termine souvent qu'à la mort de l'individu qui en est atteint.

§ Ier. *Hypocondrie.*

209. Cette maladie est très-commune de nos jours : cela tient aux commotions morales sans cesse renouvelées que l'homme éprouve sous l'influence des passions et des événements de la vie.

Nous avons vu dans la première partie de cet ouvrage que le tempérament mélancolique conduit inévitablement à cette maladie, dont il est même le premier degré, et, en signalant les causes qui développent cette forme de tempérament, nous avons aussi indiqué en grande partie celles de l'hypocondrie (63).

Nature. — D'après ce que nous avons dit, cette maladie consiste dans une affection particulière du système nerveux affecté aux sympathies et aux antipathies, qui porte celui qui en est atteint à une tristesse mêlée d'inquiétude plus ou moins réelle ou plus ou moins bizarre sur sa santé, sur son avenir et même sur son existence. Ainsi l'hypocondrie est une maladie nerveuse qui a son siége dans le système nerveux intérieur ou ganglionnaire. Elle peut aussi avoir son point de départ dans l'un ou dans l'autre des organes qui reçoivent leurs nerfs de ce centre; mais c'est le plus souvent dans les organes digestifs. Elle se rattache à deux ordres de causes : causes morales, causes organiques.

Causes morales. — Parmi les causes très-nombreuses et très-variées de l'hypocondrie, les causes morales jouent le principal rôle : ainsi les déceptions que l'homme rencontre à chaque pas dans la vie et les funestes effets des passions humaines ont sur le système nerveux ganglionnaire un retentissement profond, qui donne naissance à cette terrible maladie. Aussi la faiblesse morale y prédispose singulièrement, et les individus qui, au lieu de maîtriser les événements, se laissent dominer par eux, arrivent presque tous à l'hypocondrie; mais il est une cause qui de nos jours favorise singulièrement son développement, cette cause, c'est la lecture des romans, poison dangereux qui pervertit le sens moral, fausse le jugement et conduit aux passions les plus désordonnées : aussi l'aberration des nobles facultés de l'âme en est-elle trop souvent la triste conséquence.

Causes organiques. — Nous sommes cependant loin de penser que l'hypocondrie se rattache exclusivement à des causes morales, nous avons acquis la certitude qu'elle peut aussi reconnaître pour causes certaines lésions fonctionnelles des grands centres de la vie; celles de l'estomac, des intestins, du cœur, des poumons et du cerveau : ainsi on la voit souvent se développer sous l'influence de certaines dyspepsies, des palpitations, de l'asthme, de l'épilepsie et de la paralysie, comme aussi elle peut préexister à ces maladies.

Dans un grand nombre de cas, elle paraît se rattacher à l'existence dans l'organisme d'un des principes générateurs des affections spontanées, tels que celui de la goutte, du cancer et de la syphilis, et dans ce cas elle finit par se compliquer de lésions organiques, qui se développent consécutivement aux troubles fonctionnels des organes lésés.

Signes précurseurs. — Nous avons dit que le tempérament nerveux ganglionnaire prédispose singulièrement à l'hypocondrie; ainsi, longtemps avant que d'en être atteint, le sujet prédisposé éprouve souvent un sentiment de constriction pénible à l'épigastre, une espèce d'angoisse morale qui le rend triste et souvent difficile, il est doué d'une sensibilité vive qui le rend très-impressionnable, et surtout très-irritable, et c'est ordinairement par l'effet d'une impression forte, qui retentit comme un coup de foudre au centre épigastrique, que la raison s'égare. C'est ainsi que l'hypocondrie conduit à l'aliénation.

Caractère essentiel. — Il est très-difficile d'analyser tous les symptômes de cette maladie; car, nous le répétons, elle est semblable à un véritable Protée, elle se manifeste sous des formes extrêmement variées. Cependant son caractère essentiel, c'est l'inquiétude et la crainte excessive que les malades éprouvent au sujet des sensations qu'ils ressentent intérieurement. Ainsi on en a vu qui croyaient avoir avalé un lézard, un serpent ou une sangsue, et ils rapportaient à cette cause imaginaire toutes les sensations insolites qu'ils éprouvaient du côté du tube digestif. D'autres attribuent à un anévrisme du cœur les palpitations nerveuses auxquelles ils sont sujets, et partant de cette idée fausse, ils voient sans cesse la mort prête à les frapper ; d'autres s'imaginent dès qu'ils toussent qu'ils sont poitrinaires, et s'ils éprouvent de l'oppression, ils croient que leurs poumons se gonflent et qu'ils vont suffoquer.

Symptômes. — Les individus atteints d'hypocondrie sont continuellement occupés de leur maladie ; ils se tâtent souvent le pouls et ils étudient leurs fonctions organiques, surtout la digestion, et à la moindre irrégularité qu'ils observent, ils s'alarment et ils viennent consulter le médecin ; ils en parlent à tous ceux qui veulent bien les écouter ; c'est leur idée fixe, elle ne les quitte jamais, elle les poursuit même jusque dans leur sommeil. Ils sont avides de lire des livres de médecine, et ils s'imaginent avoir toutes les maladies dont ils lisent la description. Ils font aussi tous les remèdes qui leur sont indiqués par des personnes étrangères à l'art de guérir, et ils y ont plus de confiance qu'aux conseils éclairés d'un médecin, et souvent par cette voie, ils détériorent rapidement leur santé en croyant l'améliorer. Ils consultent tous les médecins, et ils leur font une foule de questions auxquelles il est bien difficile, pour ne pas dire impossible de répondre ; aussi ces malades sont-ils presque toujours la proie des charlatans, qui ne manquent pas d'exploiter la crédulité des malheureux hypocondriaques : tandis qu'au contraire le vrai médecin, toujours ennemi de la fraude et du mensonge, s'efforce en vain de leur démontrer l'erreur dans laquelle ils sont ; il perd leur confiance par cela même qu'il ne peut entrer dans leurs idées.

Traits physiques. — Les hypocondriaques portent sur eux un cachet auquel on les reconnaît facilement ; ils ont le teint basané, d'un jaune plus ou moins foncé, les yeux noirs, vifs et perçants, souvent petits. Leur regard est expressif et même mélancolique, leurs traits annoncent une préoccupation continuelle; ils sont soupçonneux et défiants; ils parlent peu et ils semblent fuir autant qu'ils le peuvent les rapports de société.

Traits moraux. — L'homme atteint d'hypocondrie est en général bizarre, lunatique, capricieux et difficile; tantôt il se livre à une gaieté folle qui le prend par accès et sans cause suffisante, et aussitôt qu'elle est passée, il retombe dans ses idées tristes et souvent dans une mélancolie profonde, dont rien ne peut le faire sortir; et lorsqu'elle est portée à un haut degré, il se renferme chez lui et il ne veut voir personne; il devient misanthrope. Dans cet état, il éprouve une angoisse et une tristesse mortelle, qui lui rend la vie à charge et même insupportable; c'est elle qui le conduit souvent au suicide.

Marche. — Mais, avant d'arriver à cette terrible conséquence de sa maladie, l'homme lutte longtemps contre cette pensée de sa destruction, et la *mélancolie* dont il est atteint n'est encore que le *second degré de l'hypocondrie*. Dans cet état, il accuse volontiers ses souffrances, à ceux qui veulent bien l'écouter, et il est souvent très-expansif. S'il a alors le bonheur de rencontrer sur le chemin de la vie un ami sincère et dévoué, qui comprenne bien sa position et qui soit compatissant à ses peines, cet ami devient pour lui une providence visible, qui l'arrache au précipice ouvert sous ses pas; mais si au contraire il ne rencontre que des cœurs insensibles et égoïstes, des hommes qui prennent plaisir à rouvrir ses blessures au lieu de les guérir, il arrivera bientôt au dégoût absolu de la vie, parce qu'il n'y aura plus pour lui aucune compensation à ses peines profondes. Il arrivera alors à la *monomanie*, qui est le *dernier degré de l'hypocondrie*.

L'homme devenu monomane est le plus malheureux

des hommes, et sa monomanie est d'autant plus dangereuse, qu'elle le pousse au suicide, et même quelquefois à l'homicide. Si par la souffrance morale qu'il éprouve son idée fixe le porte au suicide, il fera de sang-froid une étude spéciale du genre de mort qui lui paraît préférable, et l'idée une fois adoptée, il finira par trouver les moyens d'accomplir son funeste projet. Si au contraire il s'imagine avoir reçu de la part de quelqu'un des torts graves et qu'il soit disposé à la haine et à la vengeance, c'est alors qu'il devient dangereux ; car il lui faut absolument une victime, et semblable au tigre des déserts altéré de sang, il guette sa proie avec une persévérance et une ténacité sans bornes, jusqu'à ce qu'il ait assouvi sa vengeance en lui ôtant la vie.

Mais il est des cas nombreux dans lesquels l'idée fixe des monomaniaques porte sur des objets qui n'intéressent pas la société ; ainsi il en est qui se croient princes, ducs, rois, etc., ou qui affectionnent singulièrement certains animaux. Il faut laisser ces pauvres fous, car ils peuvent encore vivre, pour la plupart, dans la société des hommes raisonnables ; mais gardez-vous de froisser leurs opinions ni leurs affections, car alors ils deviendraient dangereux : il faut donc dire comme eux si l'on veut vivre en paix avec eux.

Lorsque la monomanie porte l'homme au suicide ou à l'homicide, il ne doit plus vivre en société, il faut au plus tôt lui ôter tous les moyens de se nuire à lui-même et aux autres, et ce serait une grave erreur que de croire qu'on peut arriver à ce résultat en le gardant à vue au sein de sa famille ; car, nous devons le dire, quelque active que soit la surveillance dont il sera l'objet, il arrivera toujours à la tromper ; et au moment où l'on s'y attendra le moins, il aura bientôt réalisé ses funestes desseins ; car il n'a, lui, qu'une idée fixe, elle est l'objet de toutes ses pensées, tandis que celui qui le surveille, quelque soin qu'il prenne, ne peut pas sans cesse penser à le surveiller : aussi il lui échappe presque toujours.

Durée et terminaisons.—Comme on le voit, l'hypocondrie offre une marche très-irrégulière et une durée très-longue. Elle conduit très-souvent à la folie ou au suicide, et quelquefois même à l'homicide le malheureux qui en est atteint. Elle peut aussi se dissiper et disparaître pendant un temps assez long, pour revenir plus tard sous l'influence des causes qui peuvent la reproduire. Lorsqu'elle est portée à un certain degré et qu'elle dure depuis quelque temps, les digestions s'altèrent et se troublent de plus en plus, la constipation devient opiniâtre, et c'est alors que s'établissent les lésions organiques qui se rattachent à cette maladie. On voit encore l'hypocondrie conduire à la démence et à l'idiotisme.

210. *Conseils.* — Existe-t-il des moyens propres à s'opposer au développement d'une maladie qui, par ses progrès lents et insensibles, finit souvent par pousser fatalement le malheureux qui en est atteint au suicide et même à l'homicide?

Nous ne pouvons nous occuper ici que du traitement moral de l'hypocondrie, parce que seul il est à la portée des hommes intelligents étrangers à la médecine. Mais il faut avant tout la prévenir; car lorsqu'elle est développée à un certain degré, il est excessivement difficile de la guérir.

Moyens préventifs.—Pour prévenir le développement de cette terrible maladie, nous posons en principe qu'il faut avant tout faire germer dans le cœur de l'homme la foi religieuse; car elle seule peut lui donner la force nécessaire pour vaincre ses passions et pour surmonter les obstacles dont la vie est sans cesse traversée; car, comme nous l'avons vu, ce sont là les causes principales qui la produisent; ainsi, dans la jeunesse, on s'appliquera à former le moral et à développer l'intelligence d'après les principes que nous avons établis (1re *partie*, 32).

Nous pensons avec beaucoup d'hommes judicieux que les premiers germes de l'hypocondrie se développent le plus souvent dans la jeunesse par la lecture des romans; car ils allument le foyer des passions, source principale de l'hypocondrie. Pour l'éviter, il faudrait donc d'abord supprimer cette cause puissante de démoralisation sociale. Quelle est donc leur utilité? Nous ne leur en connaissons aucune; c'est, au contraire, un moyen de perversion qui nous conduit insensiblement au désordre et à la destruction : c'est une véritable peste morale. Mais il n'est pas donné au médecin de combattre ici les causes du mal; ce que le médecin est appelé à faire, dans l'intérêt des malades et de la société, c'est d'en combattre les effets et d'en arrêter le progrès, en favorisant la régularité des fonctions importantes dérangées ou troublées sous l'influence des causes morales.

Mais les conseils d'un médecin ne suffisent pas toujours à l'homme qui ressent des douleurs morales, qui le poussent irrésistiblement vers les conséquences funestes de l'hypocondrie; il doit, dès qu'il en sent les premières atteintes, se procurer deux amis, deux hommes de cœur qui comprennent l'homme souffrant au moral et qui sachent compatir à ses peines : ces deux amis sont le prêtre et le médecin.

Nous ne ferons pas ici la part du prêtre, l'homme de Dieu sait très-bien la comprendre; car qui sait mieux que lui soulever le poids qui opprime le cœur froissé et blessé du malheureux qui souffre dans la vie? Mais comme médecin voici, d'après l'expérience de plusieurs praticiens éclairés, les conseils que nous avons donnés plusieurs fois avec succès lorsqu'ils ont été suivis :

1° Pour obtenir la guérison d'un hypocondriaque devenu monomane il faut, avant tout, l'isoler de sa famille et des causes sans cesse renaissantes de sa maladie, et le placer au milieu d'étrangers qu'il ne connaît pas.

2° Ensuite, il faut que ceux qui sont chargés de sa personne s'appliquent, par tous les moyens possibles, à gagner sa confiance et son amitié; de manière qu'ils puissent parvenir à substituer leur volonté à celle du malade, sans provoquer de sa part aucune réaction. Le but du traitement moral est d'arriver au point que le malade ne pense et ne juge des choses que par la volonté de son ami.

3° On lui laissera toute la liberté possible en apparence; mais en même temps on lui ôtera tous les moyens de se nuire à lui-même et aux autres : la surveillance doit être de tous les instants, mais il ne faut pas qu'il s'en doute. L'amitié et l'intérêt qu'on lui porte doivent être pour lui les seuls motifs qu'il puisse concevoir.

4° Lorsqu'on est parvenu à gagner ainsi leur confiance et leur amitié, il devient dès lors très-facile de les traiter; par cela même qu'ils sont à l'égard de leur ami comme un enfant docile à l'égard de ses parents, ils le consultent en tout.

5° Celui qui est spécialement chargé du traitement moral d'un hypocondriaque, aussi bien que les personnes qui l'entourent, doivent bien se garder de lui parler des choses qui l'affectent et de faire vibrer la corde sensible, car on perdrait en un instant le fruit d'un traitement de plusieurs mois. C'est pour cette seule raison que les médecins et les directeurs des établissements où l'on traite les aliénés interdisent absolument les rapports de famille jusqu'à l'entière guérison des malades confiés à leurs soins.

6° Il faut toujours aussi bien se garder de lui faire sentir qu'il est visionnaire ou monomane, et surtout de chercher à le raisonner au sujet de son idée fixe ; on doit, au contraire, lui faire les plus larges concessions et se rendre à son opinion, quelque ridicule qu'elle soit ; car il y tient avec une opiniâtreté invincible, persuadé qu'il est dans le droit et dans la raison ; mais, en lui faisant des concessions, on fera en sorte d'imprimer à ses idées une marche et une direction en harmonie avec le bon sens, et cela par le principe de l'amitié et de l'intérêt qu'on lui porte.

7° Lorsqu'on sera parvenu à ce point, il sera facile par la persuasion d'opérer chez eux une puissante diversion morale en les arrachant à leurs habitudes sédentaires et à leur idée fixe pour les occuper agréablement ; ainsi les promenades, certains exercices, celui du cheval, par exemple, le jardinage et la culture des fleurs, sont d'excellents moyens pour délasser l'esprit sans fatiguer le corps.

8° Jamais on ne doit user à leur égard de violences, et il faut bien rarement employer l'autorité ; car tout moyen coercitif est mauvais et dangereux, il exaspère le mal au lieu de le guérir, et il aliène surtout la confiance et l'amitié du malade à l'égard de celui qui est chargé de le diriger, et dès lors le traitement moral devient absolument impossible. Le seul moyen efficace, c'est l'isolement ; car tout homme, quel qu'il soit, ne peut vivre longtemps seul, et pour être rendu à la société il fait tout ce que l'on veut.

II ͤ Ordre. — 2° *Folie ou manie.*

211. *Nature.* — La folie, aussi appelée manie, est caractérisée par une aberration ou une perversion plus ou moins complète des facultés de l'intelligence, qui porte l'individu qui en est atteint à dire des choses ou à faire des actions tout à fait en dehors de la raison et des conditions ordinaires de la vie.

Prédisposition. — Il existe dans certaines familles une prédisposition héréditaire aux maladies mentales, et en particulier à la folie. Cette prédisposition est malheureusement très-commune de nos jours ; elle tient à plusieurs causes, qui toutes produisent d'une part une faiblesse originelle de l'organe cérébral, et de l'autre une très-grande impressionnabilité du système nerveux ganglionnaire.

Causes générales. — En dehors de l'hérédité, les causes les plus ordinaires de la folie ont leur source chez l'individu qui en est atteint. Elle est une triste conséquence des passions humaines.

Si nous parcourons tous les âges de la vie, nous verrons que les vices d'une éducation manquée ou mal dirigée prédisposent singulièrement à la folie ; car nous avons vu qu'elle fausse le jugement, développe outre mesure l'imagination, pervertit le sens moral, développe les penchants vicieux qui par la suite donnent naissance aux passions mauvaises et subversives, et ceci arrive, comme nous l'avons dit, parce qu'on a laissé l'enfant s'abandonner d'abord aux caprices et aux exigences d'une volonté bizarre gouvernée par les impulsions instinctives (33).

Dans la jeunesse, nous voyons quelquefois chez les jeunes gens des deux sexes faiblement organisés l'aliénation être la conséquence directe et immédiate d'un amour malheureux (167). Elle est souvent produite aussi par la lecture abusive des romans.

Dans l'âge viril, les causes qui peuvent conduire l'homme aux aberrations de l'aliénation mentale sont très-nombreuses et très-variées. Nous plaçons en première ligne les déceptions qui l'attendent à chaque pas qu'il fait dans la vie, et surtout les peines morales profondes qui en résultent. Ainsi agissent les froissements moraux souvent réitérés, et surtout les revers de la fortune, lorsqu'ils viennent l'atteindre au milieu de la prospérité. — En seconde ligne, nous voyons les désordres produits par les passions et par la perversion des sentiments naturels. Telles sont la dissipation de la fortune par la débauche, les habitudes du café, la passion du jeu, etc.— En troisième lieu, nous avons l'orgueil démesuré, l'ambition non satisfaite ou déchue, les passions concentriques, telles que la haine, la vengeance, la jalousie, etc. — On voit encore l'aliénation être la conséquence du virus syphilitique et de l'abus des mercuriaux. Enfin nous pensons avec quelques auteurs que les vices du sang qui constituent la cause essentielle des affections spontanées peuvent aussi porter leur action sur le cerveau et pervertir ses fonctions, comme elles troublent celles des autres organes.

Invasion. — La folie éclate le plus souvent dans un accès de manie aiguë qui peut durer depuis quelques jours jusqu'à plusieurs semaines, et elle peut quelquefois amener la mort assez promptement. Cependant elle passe le plus souvent à l'état chronique, et alors la folie peut être continue, c'est-à-dire sans lucidité aucune, ou présenter des rémissions pendant lesquelles les malades recouvrent, en partie du moins, leurs facultés. Ces moments lucides sont quelquefois très-courts, comme aussi ils peuvent durer plusieurs mois et même plusieurs années, et c'est au point qu'on peut croire ces malades parfaitement guéris.

Effets sur l'organisme. — Lorsqu'elle est passée à l'état chronique, l'espèce d'aliénation que nous décrivons peut durer de nombreuses années sans porter atteinte à la vie de l'individu. On peut même dire que dans cet état l'aliéné, ignorant sa position, devient étranger aux causes morales, et qu'il est même le plus souvent insensible à l'action des agents extérieurs; car l'homme, n'éprouvant plus alors que des besoins instinctifs, devient un être presque automatique, sur lequel les unes ni les autres causes n'ont aucune prise.— Ainsi on a vu de ces malades passer des hivers les plus rigoureux sur les dalles de leur cellule absolument nus ou seulement recouverts de leur chemise. Le froid, l'humidité, les chutes et les blessures, même graves, n'ont pas d'atteinte sur leur organisme; rien n'est capable de déranger le mécanisme de leurs fonctions organiques. Ils vivent sans savoir qu'ils vivent. La résistance vitale est chez eux une force unique et puissante qui se concentre sur toutes les fonctions vitales et nutritives, et qui oppose une réaction énergique et soutenue à l'action destructive de toutes les causes qui chaque jour détruisent la vie de l'homme intelligent.

Terminaison. — La terminaison de la folie varie suivant la nature des causes qui la produisent et d'après ses effets sur l'organisme. Ainsi lorsqu'elle est l'effet d'un vice du sang elle produit l'apoplexie ou bien l'inflammation du cerveau, comme on l'observe dans la manie aiguë. Lorsqu'elle tient à l'abus des liqueurs fortes, elle conduit souvent à la démence et à la paralysie générale par le ramollissement des centres nerveux.

Il n'est rien de plus triste à voir et qui porte dans

l'âme une douleur morale plus profonde que la vue d'un établissement où l'on traite les aliénés, le tableau qu'il présente est à la fois effrayant et instructif; cependant depuis que le célèbre Pinel fit au commencement tomber des pieds et des mains des malheureux aliénés les liens qui les enchaînaient, depuis que par ses soins le traitement moral a remplacé les moyens violents et coercitifs, depuis que les sentiments d'humanité ont pénétré dans ces asiles ouverts à la plus affligeante des misères humaines, ce tableau est beaucoup moins douloureux à voir qu'il n'était alors. Mais l'homme qui réfléchit et qui pense est toujours frappé douloureusement à la vue de tant d'aberrations et de désordres, fruits amers d'une civilisation trop avancée, et il bénit les médecins et les hommes qui, par dévouement à cette portion de l'humanité souffrante, ont consacré leurs veilles et leurs talents à la guérison ou au soulagement de ces malheureuses victimes des passions humaines.

212. *Conseils.* — Existe-t-il des moyens de prévenir l'aliénation ou la folie? Nous pensons qu'on peut répondre à cette question par l'affirmative. Nous allons à ce sujet nous hasarder à donner quelques conseils.

Il est en médecine un axiome qui a toute la puissance d'une démonstration mathématique : c'est qu'il faut avant tout rechercher les causes des maladies et les détruire si on veut les prévenir et même les guérir. Ceci s'applique parfaitement aux maladies mentales, et nous dirons à leur égard qu'il faut avant tout les prévenir; car, une fois développées, elles guérissent rarement, et celui qui en guérit est toujours exposé à y retomber.

Moyens préventifs. — Le moyen par excellence pour prévenir l'aliénation, c'est de donner aux enfants une bonne éducation fondée sur les principes d'équité et de justice inspirés par la religion. Nous ne reviendrons pas sur ce sujet; car nous pensons avoir suffisamment développé les moyens propres à prévenir cette funeste maladie, dans toutes les parties de cet ouvrage qui s'occupent de l'hygiène morale de l'homme aux différents âges. Nous allons les résumer ici sous trois chefs principaux. Ainsi il faut :

1° Former le jugement, mais un jugement droit et solide, à l'aide duquel l'homme devant figurer sur la scène du monde saura toujours distinguer la vérité de l'erreur, la justice de la fraude et du mensonge, le bien moral du mal moral;

2° Éloigner et combattre les penchants mauvais dès leur origine par les principes de la foi religieuse, et donner de bonne heure aux impulsions de l'instinct une direction morale qui développe les sentiments affectifs sur lesquels reposent les vertus sociales et les vertus de la famille;

3° Enfin l'homme placé au milieu du monde et appelé à vivre en société doit étudier le cœur humain et apprendre à connaître les hommes. — Par cette connaissance et par cette étude il se fortifiera contre les agressions des hommes pervers, il évitera leurs piéges et leurs filets; et s'il est attaqué par eux, il réagira avec la force que lui donnent le droit et la justice de sa cause, et par sa force morale il saura supporter les revers de la fortune et les malheurs des temps, sans se laisser vaincre ni abattre par eux.

Ces moyens moraux suffiront dans un grand nombre de cas pour prévenir le développement des maladies mentales.

MALADIES DE LA VIEILLESSE.

Sous le rapport de l'hygiène, nous avons divisé la vieillesse en deux parties, à cause de la différence marquée du décroissement de la vitalité qui s'observe aux différentes périodes de cette époque de la vie ; de même sous le rapport des maladies, nous les diviserons aussi en deux sections, à cause de la différence qu'elles présentent aux deux époques de la vieillesse.

PREMIÈRE SECTION.
MALADIES DE LA VIEILLESSE VERTE.

213. *Généralités.*— Nous avons dit que la résistance vitale des organes s'affaiblit chez l'homme à mesure qu'il avance en âge et qu'il devient plus susceptible de contracter des maladies. Mais c'est surtout lorsqu'il est atteint par la maladie que, parvenu à la vieillesse, il s'aperçoit du décroissement de sa force de résistance, car cette cause exerce une action puissante sur la marche des maladies dont il est atteint, sur leur durée et sur leur terminaison. C'est alors surtout que l'homme retrouve, comme nous l'avons dit, l'emploi qu'il a fait de la vie dans les âges précédents; car, nous ne pouvons trop le répéter, plus il a fait d'excès, plus il a abusé de la vie, plus aussi il s'aperçoit de la défaillance de sa résistance vitale.

Sous le rapport de la marche et de la terminaison des maladies, on peut, dans cette première partie de la vieillesse, établir deux catégories de vieillards.

Dans la première se rangent naturellement les individus doués d'une bonne constitution et d'une bonne organisation, lorsqu'ils ont su conserver leur santé en évitant les excès et en suivant une hygiène en rapport avec la nature de leurs besoins; ces personnes arrivent à la vieillesse presque sans s'en apercevoir, et souvent elles la traversent sans passer par la maladie. Lorsqu'elle les atteint, elles opposent encore à son action une résistance vitale énergique et régulière au moyen de laquelle elles recouvrent parfaitement leur état de santé. Dans la seconde viennent se placer les individus qui, par l'abus qu'ils ont fait de la vie et par suite de l'oubli des lois de la tempérance et de la sagesse, comme aussi par l'effet de leurs infractions multipliées aux règles de l'hygiène, ont épuisé leur vitalité et affaibli chez eux la résistance vitale. Ces hommes, vieillis avant l'âge, sont souvent abattus par un souffle et rapidement enlevés par la maladie.

C'est à cette cause que se rattache principalement la différence qui s'observe chaque jour dans la durée de la vie humaine; c'est elle qui fait qu'on voit un certain nombre d'individus qui, parvenus à la vieillesse, peuvent encore se soutenir vigoureux pendant vingt ans, tandis qu'on en voit un bien plus grand nombre tomber dans une caducité prématurée et mourir beaucoup plus tôt. Les vieillards de la première catégorie conservent longtemps encore leur virilité, tandis que ceux de la seconde présentent au contraire une vieillesse sénile anticipée.

Cependant, en général, par suite du progrès de l'âge, la marche des maladies aiguës est moins régulière, les effets de la nature médicatrice sont moins soutenus, et les crises sont le plus souvent incomplètes et insuffisantes; voilà pourquoi chez la plupart des hommes qui ont dépassé la soixantaine les maladies aiguës sont plus longues, et pourquoi aussi elles passent plus souvent à l'état chronique.

Nous conseillons donc aux vieillards atteints par la fièvre ou par une maladie aiguë de redoubler de précautions et de soins, afin de favoriser autant que possible les mouvements et les opérations de la nature médicatrice, et par ce moyen d'éviter l'état chronique, car c'est par cette voie qu'ils arrivent plus tôt à l'extinction de la vie.

Nous allons seulement nous occuper de celles qui se rencontrent le plus souvent, et qui présentent presque toujours de la gravité. Ce sont : les congestions cérébrales passives, le catarrhe pulmonaire chronique et l'hydropisie.

1° Apoplexie et paralysie passive.

214. Dans les maladies de l'âge viril, nous nous sommes déjà occupé de ces maladies comme étant le résultat d'une congestion sanguine active vers le cerveau ; elles peuvent encore, chez un certain nombre de vieillards vigoureux qui ne s'observent pas quant à leur régime, être l'effet d'une congestion active causée par la pléthore, mais le plus souvent, chez les vieillards déjà affaiblis, cette maladie est le résultat d'une congestion passive ou d'un ramollissement de la substance même du cerveau. C'est au médecin à en reconnaître la nature et à prescrire dans ce cas les moyens de traitement convenable.

Mais, afin de faire comprendre à nos lecteurs la nécessité qu'il y a pour eux à observer un régime en harmonie avec les besoins relatifs à cet âge, nous leur dirons que, par l'effet du progrès de l'âge, le cerveau s'use comme les autres organes, et il perd peu à peu la densité et la fermeté qu'il présentait dans l'âge viril, et alors il se ramollit; le plus souvent ce ramollissement est partiel et siége dans un point très-circonscrit, et c'est ce ramollissement partiel de la pulpe cérébrale qui devient alors la cause la plus ordinaire de l'apoplexie et de la paralysie qui atteint les vieillards.

Lorsque la paralysie se rattache à cette cause, elle est ordinairement précédée d'un affaiblissement notable des facultés et en particulier de la mémoire. Elle est annoncée par des vertiges et par un sentiment de faiblesse dans un bras ou dans une jambe du même côté, à laquelle se joint un sentiment de fourmillement qui peut être porté jusqu'à l'engourdissement. Puis, tout à coup, l'attaque arrive, et dans ce cas la paralysie se fixe immédiatement, à cause de la rupture d'un vaisseau, qui a lieu facilement par le défaut de la résistance vitale du cerveau à l'effort du sang dans le point ramolli de sa substance.

Conseils. — Les vieillards prédisposés à la paralysie doivent, s'ils veulent éviter le danger qui les menace, suivre les préceptes hygiéniques suivants : ces préceptes sont relatifs au régime, à l'exercice ou au travail, et aux facultés de l'intelligence.

1° *Régime.* — Ils doivent diminuer graduellement la quantité ordinaire d'aliments qu'ils prennent par jour, et cela en raison du progrès de l'âge, afin d'éviter la pléthore, même incomplète, des vaisseaux, qui favorise toujours l'attaque. Ainsi, par exemple, celui qui dans l'âge viril prenait par jour 1 kilog. de pain devra se contenter de 500 grammes, c'est-à-dire qu'en thèse générale il faut arriver à réduire graduellement la nourriture de moitié.

2° *Travail.* — Ils doivent éviter la fatigue, même légère, et surtout le travail tête baissée, ainsi que l'action du soleil sur la tête découverte, et généralement toutes les causes qui peuvent faire porter le sang avec plus de force vers le cerveau, telles que la colère, les bains trop chauds, les liqueurs fortes prises sans réserve, les excès de table, les veilles de nuit, etc.

3° *Facultés intellectuelles*. — Enfin ils doivent éviter la contention d'esprit, l'embarras des affaires, et autant que possible éloigner d'eux les chagrins et les peines morales, car toutes ces causes épuisent alors facilement la vitalité du cerveau et favorisent le ramollissement de sa substance.

2° *Catarrhe pulmonaire chronique.*

215. Cette maladie est excessivement commune chez les vieillards, et il en est même peu qui n'en soient pas atteints, à cause de la faiblesse relative de la membrane muqueuse des bronches et de la facilité avec laquelle la transpiration se supprime chez eux, ou se rétablit lorsqu'elle s'est supprimée.

Le catarrhe des vieillards peut avoir son siége dans le larynx, la trachée et les bronches; quel qu'il soit, il est caractérisé par une toux fatigante, mais grasse, et suivie d'une expectoration abondante de crachats larges, épais, et d'un blanc jaunâtre.

Symptômes et marche. — Il débute le plus souvent pendant l'hiver, et c'est ordinairement à la suite d'une imprudence qui a supprimé tout à coup la transpiration. Il s'accompagne d'abord de fièvre et d'oppression, la toux est vive, sèche et fatigante, et l'expectoration difficile; le malade est obligé de garder le lit et la chambre pendant plusieurs semaines. Cependant, à mesure que la fièvre cède, l'expectoration devient plus facile; mais, malgré le retour de la belle saison, la toux persiste et l'expectoration continue, quoique à des intervalles plus éloignés, et alors le catarrhe est passé à l'état chronique. L'hiver revient et les vieillards atteints de cette forme de catarrhe voient constamment redoubler leur maladie pendant plusieurs semaines, et même quelquefois pendant plusieurs mois. Telle est la marche de cette affection à cette époque de la vie. Une fois qu'elle est enracinée, on ne s'en débarrasse presque jamais complétement.

Ses effets. — Par l'effet du retour à l'état aigu qui a lieu pendant l'hiver, et de sa persistance à l'état chronique pendant l'été, la membrane muqueuse bronchique se gonfle et elle est frappée d'atonie, et cet état de gonflement, joint à la sécrétion permanente dont elle est le siége, détermine une oppression continuelle, et cette oppression augmente beaucoup sous l'influence d'un exercice plus actif qu'à l'ordinaire, et même par le seul effet de la toux, et c'est au point que les malades se croient quelquefois menacés de suffocation.

On conçoit dès lors toute la gravité de cette maladie lorsque l'oppression est portée à un haut degré; cependant c'est presque toujours pendant l'hiver et par l'effet d'un redoublement de la maladie à l'état aigu que les vieillards atteints de catarrhe chronique succombent, et dans ce cas il se produit souvent un engouement inflammatoire de la substance même du poumon (*pneumonie des vieillards*), ou bien l'inflammation catarrhale s'étend jusqu'aux petites ramifications des bronches, et elle occasionne le catarrhe suffocant.

Il n'est pas rare de voir les vieillards atteints depuis plusieurs années d'un catarrhe chronique avoir simultanément une lésion organique du cœur, elle est produite par l'obstacle que le sang éprouve pour traverser les poumons; cette lésion, qui est souvent un anévrisme, leur est aussi souvent funeste que celle des poumons et elles favorisent l'une et l'autre la stagnation du sang dans le cerveau et elles peuvent déterminer l'apoplexie, à laquelle ils succombent le plus ordinairement.

Conseils. — Les vieillards atteints d'un catarrhe pulmonaire chronique doivent veiller avec le plus grand soin à l'entretien de la transpiration, et à cet effet ils doivent se vêtir très-chaudement et s'envelopper dans des flanelles de la tête aux pieds. Seulement, pendant les chaleurs de l'été, ils peuvent alléger leur vêtement, sans quitter pour cela les flanelles; ils doivent sous ce rapport suivre les variations de la température. Ils porteront aussi des chaussures très-chaudes.

Nous leur conseillons en outre d'activer les fonctions de la peau à l'aide des moyens propres à lui rendre le ton qu'elle a perdu. Ces moyens sont principalement les frictions sèches pratiquées deux ou trois fois par semaine sur toute la périphérie du corps, soit avec une brosse douce, soit avec une flanelle. Quant aux bains, ils ne leur conviennent que comme moyen de propreté et seulement pendant l'été, car ils rendent la peau plus sensible à l'action du froid.

Ils doivent surtout éviter la fatigue et faire seulement des promenades à pied, ils marcheront lentement et en pays droit à cause de la difficulté qu'ils éprouvent à respirer; mais, lorsque le temps le permet, ils doivent les renouveler plusieurs fois par jour, car, comme nous l'avons dit, l'exercice et l'air pur entretiennent la chaleur et la vie.

Leur régime doit se composer d'aliments qui réparent les forces convenablement sans échauffer le sang; ainsi les viandes rouges et blanches, le poisson et les œufs feront la base de leur nourriture. Ils doivent surtout régulariser leurs repas et les faire plus légers, mais aussi plus rapprochés. Le soir ils se contenteront d'un léger potage. Par ce moyen, ils éviteront la pléthore et ils passeront des nuits meilleures. L'eau vineuse est la boisson qui leur convient le mieux, le cidre ou la bière ne leur conviennent qu'autant qu'ils sont de bonne qualité.

En général, ils se trouvent très-bien d'user après leur repas d'un peu de liqueur douce, d'un peu de vin vieux ou de vieille eau-de-vie ; le café à l'eau leur est aussi très-favorable, pourvu qu'ils n'en abusent pas.

3° *L'hydropisie.*

216. Cette maladie n'est le plus souvent qu'un symptôme ou qu'un effet consécutif d'autres maladies.— Elle consiste dans l'épanchement de la partie fluide et séreuse du sang dans les lamelles du tissu cellulaire. — Elle commence par les membres inférieurs, puis elle gagne les cavités qui renferment les principaux organes de l'économie.

Elle peut être active ou passive.

L'hydropisie active consiste dans les épanchements séreux consécutifs aux inflammations des membranes séreuses dont nous avons parlé : telles que la pleurésie, la péricardite, etc.

L'hydropisie passive est la conséquence des obstacles apportés dans la circulation par l'effet des lésions organiques, et en particulier des lésions du cœur. Elle peut être aussi l'effet du progrès de l'âge et de l'atonie générale qui frappe alors tous les systèmes organiques. Elle est encore l'effet d'une décomposition profonde du sang ou de la destruction d'un organe important, comme dans la chlorose, le cancer, la phthisie, etc. Dans tous ces cas elle est symptomatique, et elle constitue la dernière phase de ces maladies.

Symptômes et marche. — Elle commence d'abord à se manifester le soir, à la partie inférieure des jambes, sous la forme d'un léger gonflement autour des malléoles (*chevilles du pied*). Ce gonflement œdémateux se dissipe pendant le repos de la nuit, et il se reproduit à peu près constamment de la même manière pendant un temps plus ou moins long. Peu à peu cet œdème ou gonflement augmente et gagne les genoux, et alors il ne se dissipe plus complétement par le repos de la nuit; puis il s'élève jusqu'aux cuisses, et il rend la marche pesante et difficile : c'est alors que l'hydropisie gagne successivement les grandes cavités et qu'elle envahit les organes essentiels à la vie. D'abord l'épanchement se fait dans l'abdomen, et il constitue l'hydropisie ascite : c'est alors que les digestions se dérangent, et que la nutrition s'altère de plus en plus; c'est alors aussi que l'hydropisie fait des progrès rapides, elle gagne la cavité de la poitrine, et l'hydrothorax se forme. Dans ce cas, le malade devient très-oppressé, il tousse et il suffoque au moindre exercice actif; il cesse même de pouvoir se lever, et, pour peu que son état s'aggrave, il succombe dans les angoisses de la suffocation.

Caractères. — Un des caractères essentiels de l'hydropisie passive, c'est la diminution graduelle de la sécrétion urinaire; ainsi, les urines diminuent en proportion de l'augmentation de l'hydropisie, jusqu'au point de se supprimer totalement lorsque la maladie arrive à son terme. Un autre caractère, c'est l'impression des doigts lorsqu'on comprime la peau soulevée par l'œdème.

Évacuations curatives. — Il est rare que l'hydropisie

passive arrive à son terme en suivant la marche progressivement croissante que nous venons de décrire ; le plus souvent elle est interrompue par des améliorations momentanées, et même quelquefois par une guérison apparente. Dans ce cas il survient des évacuations séreuses abondantes par les urines et par les selles, qui enlèvent momentanément l'hydropisie. Ces effets arrivent quelquefois spontanément, mais le plus souvent ils sont provoqués par des médicaments qui ont, à cause de cela, été appelés hydragogues.

Chez les individus encore doués d'une forte organisation, lorsque la cause de l'hydropisie n'a pas encore épuisé la vitalité des organes essentiels à la vie, lorsque le système nerveux, le cœur, les poumons, les organes digestifs et les reins fonctionnent encore avec énergie, l'action des médicaments hydragogues est toute-puissante, et on les voit alors produire des effets merveilleux et opérer des guérisons inespérées par l'abondance de la sécrétion urinaire et intestinale qu'ils provoquent et qu'ils soutiennent pendant plusieurs jours.

Rechutes faciles. — S'il est ordinairement très-facile d'obtenir ainsi la guérison d'un grand nombre d'hydropisies par les hydragogues, il n'est pas aussi facile de s'opposer à leur retour ; car les épanchements séreux se reproduisent avec une aussi grande facilité que celle avec laquelle ils se sont dissipés, lorsque la cause qui les produit persiste après leur guérison : c'est pourquoi on les voit le plus souvent se reproduire avec toutes leurs conséquences quelques semaines ou quelques mois après leur guérison apparente.

Conseils. — Dès qu'on s'aperçoit que les jambes sont envahies par l'œdème, il faut craindre le progrès de l'hydropisie, et faire tout ce qu'il est possible pour le retarder, et surtout pour prévenir les épanchements séreux dans les cavités. En conséquence, on doit consulter un médecin afin qu'il reconnaisse la cause ou le point de départ qui la produit, c'est-à-dire la lésion organique à laquelle elle se rattache, et il s'appliquera à la combattre ou au moins à retarder ses progrès par une médication appropriée; car c'est ainsi seulement que les malades peuvent prolonger leur existence, lorsqu'ils sont dociles et persévérants à suivre ces conseils.

Cependant, comme plusieurs de ces conseils sont du ressort de l'hygiène, ils trouvent naturellement leur place ici.

1° Les personnes atteintes d'une hydropisie passive, même à son début, doivent éviter avec le plus grand soin de se faire pratiquer des saignées de précaution, comme on a assez souvent l'usage de le faire au printemps, car la saignée générale a pour effet d'affaiblir l'énergie du cœur et d'augmenter la partie séreuse du sang, qui sont deux causes d'aggravation de la maladie; cependant, lorsqu'il existe des indications positives qui nécessitent une émission sanguine, ils doivent, à cet égard, consulter leur médecin, qui leur conseillera de préférence une application de sangsues au siége, parce qu'elle opère une déplétion suffisante et en même temps une dérivation.

2° Le *régime* des personnes hydropiques doit principalement se composer de viandes sèches, rôties ou grillées, ou bien cuites à l'étuvée; les œufs et le poisson leur sont également convenables. Les viandes pesantes, salées ou faisandées, de même que les légumes venteux, ne leur conviennent pas, parce qu'ils fatiguent l'estomac et le jettent dans l'atonie, toujours à craindre pour ces personnes. Elles doivent aussi, autant que possible, s'interdire les soupes et surtout les boissons aqueuses abondantes; leur boisson ordinaire doit être la bière forte ou le vin coupé à moitié ou aux deux tiers avec de l'eau, et pris seulement en quantité suffisante pour l'élaboration digestive.

3° Les *vêtements* doivent être chauds et appropriés à l'état variable de la température. Elles porteront en tout temps des flanelles sur la peau pour activer la transpiration; et comme la peau est encore, dans cette maladie comme dans les affections catarrhales, frappée d'atonie, il faut également avoir recours aux frictions faites sur tout le corps et en particulier sur les jambes déjà infiltrées ou envahies par l'œdème.

4° *Exercice.* — Dès qu'il existe un commencement d'hydropisie on doit éviter la fatigue, car elle aggrave toujours la maladie. Cependant il faut faire de l'exercice en proportion des forces, afin d'activer la circulation et le mouvement de la vie qui tendent naturellement à se ralentir.

5° Tant qu'il n'y a encore qu'un commencement d'œdème ou d'enflure au bas des jambes, et qu'il se dissipe complétement pendant la nuit, nous conseillons aux personnes ainsi prédisposées de ne prendre aucuns remèdes hydragogues, car ils fatiguent les organes sur lesquels ils agissent et détruisent plus ou moins rapidement les forces digestives. Elles doivent seulement suivre les règles hygiéniques que nous avons indiquées et régulariser toutes leurs fonctions comme aussi toutes leurs actions, de manière qu'elles n'éprouvent aucune secousse ni aucune perturbation capables d'affaiblir ou d'épuiser leur résistance vitale.

Nous insistons d'autant plus sur ce conseil que nous voyons tous les jours des personnes atteintes d'un commencement d'hydropisie qui, au lieu de consulter les médecins, prennent une foule de remèdes plus ou moins violents qui leur sont conseillés ou donnés par des personnes étrangères à la médecine, et elles tombent ainsi dans un abus qui plus tard s'opposera à leur guérison, car alors qu'ils seront utiles, ils resteront sans effet.

Ces remèdes hydragogues sont souvent la propriété de certaines personnes qui les administrent quand même, dans tous les cas pour lesquels on les réclame, qu'ils soient ou non appropriés à l'état des malades; ou bien encore ces remèdes sont dans le domaine de la science et ont été prescrits par des médecins, puis conservés par des personnes étrangères à l'art médical, qui se permettent de les administrer sans savoir ce qu'elles font ni pourquoi elles le font, au risque d'aggraver la position du malade sans obtenir l'effet qu'elles en attendent.

Aussi les personnes atteintes d'hydropisie doivent-elles toujours, avant que de prendre aucun des remèdes indiqués par le vulgaire, consulter leur médecin, afin de savoir s'ils ne leur seront point nuisibles, car nous avons vu souvent des malades périr plusieurs jours après les avoir pris, soit par le progrès de leur maladie, soit encore par l'épuisement qui résultait des évacuations excessives qu'ils avaient produites. Dans le premier cas, le remède n'avait pas opéré, et dans le second il avait de beaucoup dépassé les effets d'une sage médication.

Pour terminer ce qui nous reste à dire au sujet de l'hydropisie, et pour convaincre les personnes qui en sont atteintes de la nécessité qu'il y a pour elles à se confier aux soins d'un médecin habile, nous dirons à ces personnes qu'il est une règle générale qui régit toute la thérapeutique (le *traitement*) des hydropisies, c'est qu'il faut toujours commencer le traitement par des diurétiques légers, afin de soutenir la sécrétion urinaire, et qu'il faut que l'action de ces agents médicateurs soit graduée de manière à entretenir cette sécrétion pendant le plus long temps possible, car c'est le seul moyen d'en arrêter le progrès et de prolonger leur existence; aussi le médecin qui connaît les lois de l'organisme fait-il toujours un choix de ceux qui sont appropriés à la nature de la maladie ou de la cause qui l'occasionne, et au degré qu'elle présente; il a soin de graduer leur action de manière à se ménager des ressources pour l'avenir, et au lieu de débuter par les hydragogues, qui sont toujours des remèdes énergiques et violents, il les réservera pour une époque avancée de la maladie, alors que les autres moyens ne produiront plus d'effet; car, comme nous l'avons dit, le plus souvent la guérison de l'hydropisie n'est qu'une cure palliative, et il sait très-bien qu'il sera bientôt obligé d'y revenir.

DEUXIÈME SECTION.

MALADIES DES VIEILLARDS CADUCS.

218. *Généralités*.—Toutes les maladies qui viennent à cette période extrême de la vie accabler le vieillard et mettre un terme à sa frêle existence se rattachent toutes à l'usure des organes et dérivent toutes de l'atonie générale qui frappe alors tous les systèmes et tous les appareils organiques. La vie s'éteint plutôt qu'elle n'est détruite, car toutes les maladies qui atteignent les vieillards arrivés à la caducité sont plutôt une extinction lente et graduelle, contre laquelle l'art ne peut rien, car il n'est pas donné au médecin de prolonger la vie au delà de son terme.

A l'appui de la proposition que nous venons d'émettre, nous allons rapidement passer en revue les principales infirmités de la vieillesse sénile et le mode de terminaison ordinaire de ces infirmités. Nous avons déjà, dans la période précédente, décrit trois graves maladies qui elles-mêmes ne sont le plus souvent que des infirmités; elles se rapportent également à la sénilité; nous n'y reviendrons pas, nous ne nous occuperons seulement que de l'atonie qui frappe alors l'appareil digestif et le système nerveux.

1° *Atonie de l'estomac et des intestins.*

249. Cette affection, qui tient à l'usure des organes digestifs, est caractérisée par la perte plus ou moins complète de l'appétit et du goût, et surtout par l'imperfection des digestions. Dans ce cas, les aliments sont seulement en partie digérés, et on retrouve dans les excréments une partie de la substance alimentaire encore en nature; cet état s'accompagne presque toujours d'une espèce de diarrhée atonique que les anciens avaient désignée sous le nom de lienterie.

On conçoit facilement qu'un pareil état doit bientôt achever d'épuiser le reste des forces d'un vieillard lorsque la réparation est devenue impossible. L'art ne possède même pas de moyens qui puissent remédier à cette usure radicale des organes digestifs. Cependant on peut toujours tenter quelqu'un des moyens qui réussissent si bien à guérir cette atonie chez des sujets qui ne sont pas encore arrivés à la décrépitude; ces moyens sont du ressort de la médecine, c'est au médecin à les prescrire.

2° *Atonie du système nerveux cérébro-spinal.*

220. Nous avons déjà vu comme conséquence de l'atonie du cerveau l'apoplexie et la paralysie occasionnées par le ramollissement partiel ou total de cet organe; cette maladie se reproduit encore avec plus d'évidence dans la vieillesse sénile, car c'est elle qui emporte la majeure partie des vieillards usés par les années. Pour compléter ce qui se rapporte à l'usure graduelle du système nerveux, nous avons à étudier deux graves infirmités de la vieillesse : ce sont le tremblement et la paraplégie séniles, car la démence, qui n'est autre que l'abaissement des facultés de l'intelligence, a été décrite dans la première partie (129).

1° *Tremblement sénile.* — Cette infirmité, qui atteint presque tous les vieillards caducs, tient au défaut d'antagonisme entre les muscles fléchisseurs et les muscles extenseurs : ceci est l'effet de l'insuffisance de l'influx nerveux qui a fait perdre aux extenseurs une partie de leur force tonique. Le tremblement augmente graduellement en raison de l'affaiblissement du système nerveux; il affecte principalement les extrémités supérieures, et il arrive un temps auquel les vieillards ne peuvent plus porter à leur bouche, et alors il faut les faire manger. Cette affection est une paralysie incomplète qui a son point de départ dans la moelle épinière; elle ressemble assez à la chorée. Il n'est pas besoin de dire qu'il n'y a aucune médication à tenter, car l'usure ne se répare plus.

2° *Paraplégie sénile.* — On désigne sous ce nom une espèce de paralysie qui affecte seulement les membres inférieurs et qui se propage souvent aux sphincters (muscles constricteurs) de la vessie et du rectum; et dans ce cas, outre que ces malades sont réduits à l'immobilité, ils ne peuvent retenir ni leurs urines ni leurs excréments.

Cette grave infirmité, contre laquelle l'art médical est impuissant, exige de la part des personnes appelées à soigner ces vieillards infirmes de l'intelligence et de grands soins de propreté, car chez eux les évacuations ont lieu sans qu'ils aient conscience du besoin qui avertit l'homme dans l'état normal; de là la nécessité de les placer dans des conditions telles, que la peau soit le moins possible en contact avec les produits évacués, afin de prévenir les inflammations et les excoriations, et par suite les escarres gangréneuses qui en sont la conséquence. Ainsi donc la propreté est le seul moyen de leur éviter de grandes souffrances et de prolonger de quelque temps leur chétive existence.

Par l'effet de l'atonie générale qui frappe à cet âge extrême tous les tissus organisés, les parties de la peau qui sont soumises à une pression continue par l'effet de l'immobilité sont facilement frappées de gangrène, d'où des escarres qui se produisent à la peau du siége, etc. On préviendra en grande partie ces accidents en plaçant sur le fauteuil ou sur le fond du lit un rond en crin bien élastique, qui s'oppose à la pression des saillies osseuses. Il faut aussi changer souvent le malade de position; et pour garantir la peau du contact des urines, on pourra placer un urinal à demeure, garnir le lit d'un coussin rempli de balle d'avoine, et appliquer sur les fesses une feuille de papier enduite de suif.

TABLEAU DE LA MORT ACCIDENTELLE.

Comme complément de l'hygèine, nous avons tracé le tableau de la mort naturelle. Nous allons actuellement clore l'étude de l'homme malade par le tableau de la mort accidentelle.

Nous avons vu que la vie est le résultat de l'accomplissement des fonctions de l'organisme sous l'influence d'un principe inconnu dans son essence qui imprime aux organes une force de résistance capable de neutraliser l'action des causes et agents qui peuvent suspendre l'exercice de ces mêmes fonctions. — La *mort accidentelle* est produite par la cessation irrévocable et instantanée de l'une ou de l'autre des trois fonctions essentielles à la vie par l'effet de causes capables de suspendre complétement leur exercice. — Elle peut être subite ou lente : nous nous occuperons seulement de la première.

La vie peut s'éteindre subitement par l'effet d'un accident ou d'une maladie violente. Dans l'un et l'autre cas, la cause qui occasionne la mort agit de manière à ruiner tout à coup le chef-d'œuvre organisé qui constitue l'édifice humain en brisant l'une ou l'autre des trois colonnes sur lesquelles il repose ; ces trois colonnes sont : l'innervation, la circulation et la respiration, c'est-à-dire par l'extinction subite et complète de l'un ou de l'autre des centres de la vie, le cerveau, le cœur, les poumons.

1° *Mort subite par le cerveau.*

221. La vie peut s'éteindre tout à coup par la suspen-

sion complète de l'influx nerveux qui émane du cerveau et qui anime à la fois le cœur et les poumons, et le mouvement vital de ces trois organes se suspend simultanément. — La mort par le cerveau peut arriver de trois manières différentes : 1° par l'effet d'une forte commotion qui a ébranlé fortement cet organe, comme aussi le centre nerveux épigastrique ou sympathique, c'est ce qui arrive dans une chute ou par l'effet d'un coup porté avec violence à la tête ou à l'estomac ; 2° par l'effet d'une forte compression générale de cet organe par le sang (214), comme dans l'apoplexie active ou passive, dans les fractures du crâne ; 3° par un épanchement de sang qui s'est opéré dans un point central du cerveau par la rupture d'un petit vaisseau, comme dans l'apoplexie foudroyante (165).

Symptômes. — L'individu tombe comme s'il était frappé par la foudre. Par l'effet de la commotion, il devient tout à coup pâle et défait ; ses traits sont éteints comme s'il était privé de la vie. Dans la compression par le sang, le visage est gonflé, turgescent et souvent violacé. Cette différence est importante à connaître à cause de la nature des premiers secours qu'il faut rapporter au malade, car les stimulants seraient très-nuisibles dans ce dernier cas, lorsqu'ils sont très-efficaces dans le premier. Nous avons déjà indiqué les premiers secours qu'il faut donner aux individus atteints d'un coup de sang apoplectique. (Voy. 166.)

Premiers secours dans la commotion. — Il faut de suite, comme on le sent bien, appeler un médecin ; mais en attendant qu'il soit arrivé il faut chercher par des moyens convenables à rappeler le sentiment et la vie, car il arrive le plus souvent que la vie n'est que suspendue et qu'on peut, par des secours bien entendus, et surtout bien administrés, sauver des individus qui sans cela auraient succombé infailliblement si la suspension de l'action nerveuse se fût prolongée.

Le malade frappé d'une commotion cérébrale ou épigastrique doit être laissé étendu sur le sol, la face tournée vers le ciel; on placera seulement sous lui, s'il se peut, un matelas ou de la paille, et de suite il faut chercher à ranimer la sensibilité en stimulant vivement toutes les surfaces capables de réveiller le sentiment et la vie; car lorsqu'on a été assez heureux pour éveiller la sensibilité dans un point de l'organisme, ce point redevenu sensible devient le point de départ d'où la vie s'irradie vers son centre, et il rappelle immédiatement toutes les synergies (*mouvements*) organiques un instant brisées.

Mais ce point sensible, où est-il ? quel est cet *ultimum moriens* qu'il faut ranimer? Ce point, nous l'avons plusieurs fois trouvé dans l'œil, et en instillant dans l'œil ouvert préalablement quelques gouttelettes de vinaigre ou d'eau-de-vie, nous avons eu le bonheur de rappeler plusieurs fois à la vie des individus frappés de mort apparente. L'œil est donc l'organe le plus sensible de l'économie; c'est vers lui qu'il faut diriger immédiatement les stimulants, et leur action sur cet organe est infiniment supérieure à celle qu'ils exercent sur la membrane muqueuse des narines, et sur tous les points de la peau. Lorsque ce moyen a échoué il ne faut guère compter rappeler le malade à la vie.

2° *Mort subite par le cœur (syncope).*

222. La suspension momentanée des mouvements du cœur constitue la syncope; pour peu que cet état se prolonge au delà d'une minute, la mort arrive par la cessation immédiate des trois fonctions essentielles à la

vie ; car le sang n'arrivant plus au cerveau, l'innervation est suspendue, et l'influx nerveux n'arrivant plus aux poumons, tout mouvement respiratoire cesse aussitôt, et de la suspension à l'abolition complète il n'y a qu'un pas.

Causes. — La syncope peut être produite par plusieurs causes ; les plus ordinaires sont : 1° les pertes de sang abondantes, soit naturelles, soit accidentelles ; 2° les évacuations excessives, comme les sueurs profuses et la diarrhée excessive ; 3° l'inanition par une abstinence trop prolongée ou par une alimentation insuffisante ; 4° une vive frayeur ou une émotion subite et forte de peine ou de plaisir.

Symptômes. — La syncope peut être complète ou incomplète ; dans ce dernier cas, il y a seulement défaillance : ceci arrive très-souvent à la suite des saignées. Dans ce cas, le malade éprouve un sentiment d'anxiété et de malaise inexprimable qui peut durer plusieurs minutes, et après lequel il reste souvent longtemps dans un grand abattement. Le cœur ne cesse pas de battre, mais son impulsion est faible et le sang arrive difficilement au cerveau ; cet état, même lorsqu'il est prolongé, ne présente aucun danger pour la vie. La syncope complète consiste dans la suspension complète des mouvements du cœur ; elle est caractérisée par une pâleur générale avec perte totale de la connaissance et du mouvement, cet état s'accompagne d'une décomposition profonde des traits.

Premiers secours. — Comme dans le cas précédent, il faut coucher le malade sur le dos, la tête placée horizontalement avec le reste du corps ; on enlèvera de suite les liens qui peuvent comprimer les parois de la poitrine, et on s'occupera immédiatement de ranimer la sensibilité générale. Lorsque la syncope est légère, la projection de quelques gouttes d'eau à la face lancées avec force suffit souvent pour obtenir ce résultat; d'autrefois on obtient le même effet à l'aide de l'éther ou de fort vinaigre placés sous les narines, et même introduits dans la cavité de cet organe ou dans la bouche. Mais si la syncope est profonde et si ces moyens échouent, il faut sans tarder instiller quelques gouttelettes de vinaigre entre les paupières; c'est, comme dans le cas précédent, le plus sûr moyen de ranimer la vie; c'est aussi le plus direct et le plus prompt. Il faut aussi dans ce cas, comme dans la commotion du cerveau, bien se garder d'imprimer au malade aucune secousse qui puisse s'opposer au rétablissement des synergies organiques et éteindre le dernier foyer de la vie.

3° *Mort subite par les poumons (asphyxie)*.

223. La suspension des mouvements de la respiration constitue l'asphyxie. Pour peu qu'elle se prolonge au delà de quelques minutes la mort a lieu, parce que le sang, n'étant plus revivifié, arrive noir au cerveau, dont il éteint l'action vitale, puis il revient noir au cœur et il éteint également la vie de cet organe.

L'asphyxie peut avoir lieu de plusieurs manières différentes : 1° par privation absolue d'air, comme dans la submersion et dans la strangulation; 2° par privation de l'oxygène de l'air, lequel est remplacé par des gaz impropres à l'entretien de la vie; tel est l'acide carbonique dans l'asphyxie par le charbon incandescent; 3° par l'action de gaz délétères, tels que l'hydrogène sulfuré dans l'asphyxie produite par les gaz qui s'échappent des fosses d'aisances et des égouts.

Premiers secours. — On conçoit qu'il faut avant tout soustraire le malade à la cause qui produit l'asphyxie et le placer immédiatement dans un air frais et pur, puis projeter au visage et avec force de fort vinaigre, et faire respirer de l'éther, et même on peut employer la stimulation des yeux et cela pour chercher à réveiller un point vital, afin de favoriser le rétablissement des synergies organiques. Tous ces moyens sont excellents en attendant que le médecin soit arrivé. Mais, en général, ils sont insuffisants pour rappeler à la vie les noyés et les asphyxiés. Nous ne pouvons indiquer ici les secours qu'il convient de leur donner ; car ils sont complétement du ressort de la médecine et ils ne peuvent être appliqués efficacement que par un médecin.

Signes de la mort.

224. Lorsque la vie a abandonné le corps, il ne reste plus de l'homme qu'un cadavre, et si l'extinction de la vie a été subite et accidentelle, on chercherait en vain dans certains cas une lésion matérielle pour expliquer la mort. Ce corps inanimé est encore composé de tous ses organes, et ils sont dans une intégrité parfaite. Que lui manque-t-il donc pour accomplir ses fonctions ? Rien, absolument rien de matériel. Mais ce principe immatériel qui lui donnait l'animation lui a échappé ; il a abandonné les centres organisés qui le retenaient captif, et il est retourné vers son auteur. A la vue de ce corps qui il n'y a qu'un instant encore représentait le plus beau chef-d'œuvre organisé de la création et qui actuellement gît inanimé, étendu sur le sol, est-il possible de ne pas croire à l'immatérialité du principe qui l'animait, et peut-on de bonne foi se dire matérialiste ? Nous ne le pensons pas, car ce n'est pas parce que, lorsqu'on a disséqué un cadavre, on n'a rencontré nulle part le principe animateur qu'il faut en conclure que ce principe

n'existe pas, car il est évident pour tout homme de bonne foi qu'entre l'homme vivant, pensant et agissant et un cadavre inanimé la différence est si grande, que l'existence du principe immatériel est une de ces vérités que la raison est forcée d'admettre sans aucune discussion, et le matérialiste, s'il en existe, peut être comparé à un aveugle volontaire, qui ferme les yeux pour ne pas voir la lumière.

A quels signes pourra-t-on reconnaître si la mort est réelle ou si elle n'est qu'apparente? Il existe plusieurs signes probables de la mort, mais il n'y en a qu'un seul qui soit certain ; ce signe c'est la putréfaction, car c'est alors seulement qu'elle se manifeste que l'on peut sans crainte confier à la terre cette partie matérielle de l'homme qui doit retourner en poussière. C'est ordinairement à la peau du ventre que ce signe se manifeste d'abord, et c'est par une teinte ou par une tache verdâtre jointe à une odeur particulière, et ce signe n'apparaît ordinairement que du troisième au quatrième jour. C'est pourquoi, lorsqu'on est dans le doute et lorsque la mort est accidentelle et subite, il convient de ne pas précipiter les funérailles et d'attendre jusqu'à l'apparition de ce signe.

Mais pour les vieillards et pour les personnes qui ont succombé aux progrès incessants d'une longue maladie, ou par l'effet de la désorganisation d'un organe important, on peut procéder à leur inhumation lorsque les délais exigés par la loi sont expirés, et dans ce cas on peut se contenter des signes suivants :

1° La *rigidité cadavérique*. — Elle se manifeste quelques heures après l'abolition de la vie, lorsque le corps est refroidi ; ce signe se manifeste quoique la vie réside encore dans l'organisme dans quelques cas qu'il faut faire connaître : ainsi par l'effet d'un froid rigoureux, dans certaines maladies nerveuses, la catalepsie, les spasmes, le tétanos, etc.; on conçoit que dans ces cas il n'est qu'illusoire;

2° *Affaissement, opacité et ramollissement des cornées.* — Ce signe est beaucoup plus certain que le précédent, et il est très-facile à constater ; il suffit d'écarter les paupières et de découvrir le globe de l'œil ; lorsqu'il existe, on ne peut plus admettre de doute sur la réalité de la mort, car la putréfaction ne tarde pas alors à se manifester.

Danger des inhumations précipitées. — Des faits très-nombreux sont venus dans tous les temps nous avertir du danger qu'il y a à précipiter les inhumations et les autopsies. Ces faits ont nécessité des lois et des règlements dont l'exécution est loin d'être surveillée comme il le convient dans un grand nombre de localités. Entre autres de ces faits recueillis en très-grand nombre, nous citerons seulement les suivants :

Le célèbre anatomiste Vésale, trompé par les signes illusoires d'une mort apparente chez un gentilhomme espagnol dont il dirigeait la maladie, procède à l'autopsie; mais à peine a-t-il ouvert l'abdomen qu'il aperçoit des contractions musculaires et le cœur encore palpitant. Vésale, poursuivi devant le tribunal de l'inquisition comme sacrilége et comme meurtrier, est condamné. Sa peine est commuée par le roi en un pèlerinage expiatoire à la terre sainte. A son retour, il fut jeté par un naufrage dans l'île de Zante, où il périt par la faim et par le tourment qu'il éprouvait de son fatal empressement.

Au mois de mars 1744, M. Boutron, prêtre, éprouve un grand accablement vers la fin d'une maladie. Tous les symptômes apparents de la mort se prolongent. Sur le point de l'ensevelir, la garde croit apercevoir quelques mouvements ; on remet le prétendu cadavre dans son lit, on le réchauffe; on fait revenir le médecin, qui cependant avait constaté la mort, et il s'empresse de prodiguer au malade des soins particuliers qui non-seulement le rappelèrent à la vie, mais lui firent recouvrer une santé parfaite.

Il nous serait très-facile de citer encore un grand nombre de faits analogues à ceux-ci ; mais ils suffisent pour éclairer nos lecteurs sur le danger des inhumations précipitées et pour appeler l'attention des personnes préposées à l'exécution des lois et des ordonnances de police locale, afin de prévenir de semblables erreurs, dont chacun peut à son tour devenir la victime.

APPENDICE.

PETIT TRAITÉ DU PRONOSTIC

A L'USAGE DES GENS DU MONDE.

Après avoir étudié l'homme sous toutes ses faces, nous pensons qu'il est indispensable, pour compléter l'étude de l'homme malade, de donner à nos lecteurs la connaissance des signes auxquels on peut se rendre compte de l'état actuel d'un malade.

Déjà il a été souvent question de ces signes dans la seconde partie de cet ouvrage, lorsque nous avons passé en revue la plupart des maladies aiguës. Cependant il nous semble à propos de les résumer ici comme dans un seul tableau qui sera pour nos lecteurs le moyen facile de les reconnaître et d'en tirer des inductions.

Nous diviserons ces signes pronostiques en trois catégories : 1° signes favorables ; 2° signes dangereux ; 3° signes mortels. Et afin de faciliter l'intelligence de ces signes aux personnes étrangères à la médecine, nous commencerons par placer le lecteur en regard d'un malade, et nous passerons avec lui en revue successivement d'abord l'aspect général du malade ; puis nous examinerons l'état actuel des fonctions vitales, et nous insisterons en particulier sur la connaissance de l'état du pouls ; ensuite nous évaluerons la valeur des signes présentés par le trouble des organes digestifs, et enfin nous indiquerons le pronostic qu'on doit tirer de l'examen des produits de sécrétion expulsés, tels que la transpiration, les urines, etc.

PREMIÈRE SECTION.

ASPECT GÉNÉRAL DU MALADE.

1° *Signes favorables.* — En général, on doit bien augurer de la position d'un malade lorsqu'il présente un *facies* qui se rapproche beaucoup de celui de l'état de santé; lorsque ses traits ne sont point ou presque point altérés, que son teint est bon; ses yeux dans l'état naturel, son regard ordinaire, sa parole forte et bien accentuée, ses idées nettes et ses réponses justes; enfin lorsqu'il est couché dans une bonne position, que ses mouvements sont libres et faciles. — Au début et pendant la maladie, ces signes indiquent qu'elle est bénigne et sans danger. S'ils apparaissent vers son déclin et après que les mauvais symptômes ont disparu, ils indiquent que la nature médicatrice est triomphante; ils annoncent le retour à la santé et souvent même le commencement de la convalescence (135).

Cependant il ne faut pas dans tous les cas s'en rapporter exclusivement à ces simples apparences, car elles peuvent induire en erreur, comme dans certaines maladies malignes (139); mais il faut de plus consulter le pouls et faire la part du genre et de l'espèce de la maladie, comme dans la miliaire, par exemple, maladie terrible dans laquelle on voit souvent succomber les malades qui offraient encore quelques heures avant leur mort la plupart des bons signes que nous venons d'indiquer. Combien de fois n'a-t-on pas vu des malades passer tout à coup de l'état le plus satisfaisant à l'agonie sans avoir présenté aucun signe qui puisse faire prévoir cette issue funeste ? — C'est ce qui doit rendre très-circonspect dans les maladies même en apparence très-bénignes qui atteignent les vieillards ou les individus épuisés par des causes antérieures.

2° *Signes dangereux.* — Plus l'aspect général du malade s'éloigne de l'état que nous venons de décrire, plus la maladie est grave et plus par conséquent aussi le danger est grand (138). Ainsi la maladie est dangereuse lorsque les traits sont altérés, comme empreints de stupeur, ou bien retirés et comme contractés par la douleur ou par la convulsion ; dans l'un et dans l'autre cas, ils sont décomposés, les yeux sont enfoncés, creux et cernés d'un cercle brun ; ils ont perdu leur éclat et leur vivacité ; ils sont chassieux et parsemés de veines rouges. Lorsqu'avec ces signes on observe de plus un visage très-amaigri, si surtout l'amaigrissement a été rapide, ou bien lorsque le visage est bouffi et violacé, ou bien lorsqu'il est rouge et enflammé par la fièvre. — De plus, il y a toujours danger lorsque, pendant le sommeil, les paupières sont à demi fermées, et ne laissent apercevoir que le blanc de l'œil. — Si, à son réveil, le malade a le regard comme égaré ou exprimant la frayeur ou l'étonnement, si la pupille (prunelle) est largement dilatée en face du jour. — En général, l'état du malade est fort grave lorsque sa parole est brève ou lente contrairement à son état de santé, lorsque la voix s'affaiblit et lorsque ses réponses annoncent un désordre dans les facultés de l'intelligence. — Enfin si le malade a perdu ses forces, c'est-à-dire qu'il soit couché sur le dos sans pouvoir changer de position à moins qu'on ne lui aide, et s'il glisse au fond de son lit, le danger est très-grand.

La plupart de ces symptômes appartiennent à un état connu sous le nom d'*adynamie*. Ils dénotent toujours du danger; mais pour tirer de leur présence un pronostic convenable, il faut aussi consulter les autres signes et en particulier l'état du pouls.

3° *Signes mortels*. — Le malade est dans le plus grand danger lorsque ses traits sont profondément altérés et décomposés : ainsi, lorsqu'ils sont empreints d'une stupeur profonde, ou bien lorsqu'ils sont bouleversés par le délire et agités par des mouvements convulsifs. Ces deux états s'observent également dans les fièvres typhoïdes très-graves (202). — Dans le premier cas, qui constitue l'adynamie, les yeux sont ternes, creux et comme éteints; ils sont parsemés de veines engorgées et violacées. Souvent ils sont chassieux ou recouverts d'une poussière très-fine. — Le visage est considérablement amaigri, et les extrémités du nez, des oreilles, ainsi que les lèvres, sont froides, livides ou violacées; il en est de même des pieds et des mains. Dans ce cas, la figure du malade représente la forme du squelette recouvert par la peau (*face hippocratique*).

Lorsque ces symptômes sont survenus graduellement et par le progrès de la maladie, et qu'on voit en même temps coïncider d'autres mauvais signes, tels que la parole faible et inintelligible, l'haleine froide et un pouls très-petit, très-fréquent et très-irrégulier, on peut affirmer sans crainte que le malade touche à sa fin.

Mais lorsque la plupart de ces symptômes adynamiques se montrent tout à coup à la suite d'une forte évacuation ou d'un mouvement critique, il peut arriver qu'il s'opère peu après une réaction favorable, et dans ce cas le malade peut encore se sauver. — On voit alors le pouls se relever, le visage s'animer par degrés et la nature reprendre peu à peu ses droits.

Dans d'autres cas, au lieu de la stupeur et d'une profonde prostration des forces, on observe des symptômes nerveux graves qui annoncent un profond désordre dans l'organisme fébricitant, et en particulier dans les fonctions du système nerveux ; ils sont connus des médecins sous le nom de symptômes *ataxiques*. Beaucoup plus graves que les symptômes adynamiques, ils sont presque toujours le prélude d'une fin prochaine ; car ils amènent peu à peu, par le désordre, l'épuisement radical des forces vitales. Nous allons les étudier dans la section suivante.

DEUXIÈME SECTION.

SIGNES FOURNIS PAR LES FONCTIONS DU SYSTÈME NERVEUX.

Sous le rapport du pronostic, le système nerveux offre à l'observateur des signes positifs qui se rapportent au trouble survenu dans l'accomplissement de ses importantes fonctions : ces troubles se manifestent par le délire, par les mouvements convulsifs et par l'anxiété vitale.

§ Ier. *Du délire.*

Pour juger de la valeur du délire sous le rapport du pronostic il faut savoir que dans les maladies il y a trois sortes de délires : le délire nerveux, le délire inflammatoire et le délire ataxique.

1° *Délire nerveux.* — Cette espèce de délire se manifeste ordinairement dès le début d'une maladie fébrile ou inflammatoire chez les sujets d'un tempérament nerveux encéphalique prononcé (36). Il est loin de constituer un danger, car il est des individus qui l'éprouvent même dans un accès de fièvre simple ou éphémère (140). Dans ces cas, il se dissipe avec la fièvre ou avec le redoublement qui l'a occasionnée, ou bien il cède facilement à l'emploi de quelques calmants simples ou des dérivatifs. Ce délire est léger et même quelquefois gai; il s'accompagne constamment de bons signes.

2° *Délire inflammatoire.* — Ce délire est un symptôme constant des inflammations du cerveau et de ses membranes d'enveloppe, et en particulier de l'arachnoïde. Il est très-grave et il annonce un grand danger qui se rattache à l'inflammation d'un des organes centraux de la vie. Ce délire est aigu; il est caractérisé par les violences et le transport; il est précédé et il s'accompagne constamment de douleurs aiguës et lancinantes dans la tête; les yeux sont très-sensibles à la lumière, le malade ne peut supporter le bruit. Tous ces symptômes appartiennent à la fièvre cérébrale. (V. *Arachnitis*, 177.)

3° *Délire ataxique.* — Cette forme de délire se rattache à peu près constamment aux fièvres graves et en particulier aux fièvres typhoïdes malignes; il résulte d'une perturbation profonde survenue dans les fonctions du cerveau; il présente deux modifications importantes : ainsi, il peut être *tranquille*. Dans ce cas le malade a des idées incohérentes et souvent bizarres; il croit voir des objets ou entendre des personnes qui ne sont pas présentes (*hallucination*); il parle ou plutôt il marmotte dans ses dents des phrases qui n'ont point de sens. Souvent ce délire est accompagné d'un assoupissement assez prononcé (*coma vigil*). Lorsqu'il coïncide avec un pouls mauvais, il annonce un grand danger; mais si malgré ce délire le pouls est bon et qu'il se soutienne, l'état du malade est grave, mais il y a toujours de l'espoir; car la nature médicatrice offre encore beaucoup de ressources, surtout lorsqu'elle est bien secondée.

Le *délire ataxique* peut aussi être violent et complet ; il peut quelquefois s'accompagner de transport et même de fureur. Dans cette forme de délire le malade souffre beaucoup et il éprouve une vive anxiété ; il a les yeux égarés et le regard farouche ; il crie, il chante, il rit, mais son rire est sinistre et il a quelque chose d'effrayant : c'est le *rire sardonique* des auteurs. Il prétend n'être pas chez lui et il veut s'échapper de son lit ; il a la parole brève et saccadée ; il frappe, il injurie les personnes qui le retiennent ; il fait des efforts inouïs, mais impuissants ; il tremble et il s'agite convulsivement, mais il épuise rapidement ses forces dans cette agitation convulsive et désordonnée. Ce genre de délire ne se manifeste ordinairement que dans la période extrême des fièvres typhoïdes graves ; quand il survient au début le malade succombe à la malignité de ces fièvres avant le septième jour. Il coïncide constamment avec les plus mauvais signes, et en particulier avec un pouls misérable et éteint : aussi on peut avancer qu'il est presque constamment mortel ; il n'est à proprement dire qu'un des symptômes de l'agonie nerveuse, la plus terrible de toutes les agonies. On le voit souvent, chez des jeunes gens ou des hommes vigoureux, durer plusieurs jours ; car la vie ne s'éteint que quand la force nerveuse est épuisée.

§ II. *Des convulsions.*

Les mouvements convulsifs ne présentent pas toujours les mêmes dangers dans les maladies. Comme le délire, on peut aussi, sous le rapport du pronostic, les diviser en trois classes : convulsions nerveuses, convulsions inflammatoires, convulsions ataxiques.

1° *Convulsions nerveuses*. — Très-ordinaires chez les enfants, elles se rattachent aux accidents de la dentition et quelquefois aussi à la présence des vers. Elles sont en général sans danger, pourvu qu'on combatte la cause qui les produit. Il en est de même des convulsions hystériques particulières aux femmes nerveuses (158).

Dans les maladies fébriles, ce genre de mouvements convulsifs se montre souvent au début chez des individus très-nerveux; elles ne présentent aucun danger. Elles consistent principalement dans des secousses qui se font sentir dans les membres et qui passent comme des éclairs; c'est une espèce de tressaillement qui se reproduit à de courts intervalles. Elles cèdent très-bien à l'emploi de quelques calmants.

2° *Convulsions inflammatoires*. — Ce sont celles qui accompagnent constamment l'inflammation du cerveau ou de ses membranes; elles coïncident avec le délire qui se rattache à la même cause. (V. *Arachnitis*, 177.)

3° *Convulsions ataxiques*. — Cette forme de convulsion se rapporte aux fièvres graves, et en particulier aux fièvres typhoïdes malignes. Elles dénotent toujours un grand danger; cependant le pronostic qu'on en doit tirer diffère suivant la nature et l'espèce de mouvements convulsifs qu'on observe, comme aussi d'après les symptômes qui les accompagnent. Ainsi on doit consulter le pouls; car, comme nous l'avons dit, c'est principalement d'après lui qu'on peut juger du danger. Ces symptômes nerveux sont :

Les soubresauts dans les tendons des poignets. — Ce symptôme consiste dans un tressaillement involontaire qui se fait sentir à la main de l'observateur qui embrasse le poignet du malade : les doigts étant appliqués sur le côté palmaire, on sent alors les tendons du poignet se tendre convulsivement et frapper les doigts. Ce symptôme est grave, on l'observe souvent dans la période avancée des fièvres typhoïdes. Il accompagne ordinairement l'espèce de délire que nous avons désigné sous le nom de coma vigil, et il entraîne le même pronostic; avec de bons signes et surtout avec un pouls qui ne dépasse pas 120, on voit souvent le malade revenir à la santé.

La carphologie.—Ce symptôme, qui consiste à ramasser les couvertures ou les objets qui sont à la portée des mains du malade, est très-grave; il en est de même de tous les autres mouvements automatiques que les malades exécutent soit avec leurs mains, soit avec leurs jambes. Ils dénotent tous que la vie est dans le plus grand danger. Ils accompagnent constamment la forme du délire grave ou ataxique. Ils sont la preuve évidente que toute l'harmonie vitale est détruite : aussi ils s'accompagnent constamment de la perte de la connaissance et d'un pouls qui indique que le malade est près de sa fin, car ils font partie du cortége de l'*agonie nerveuse.*

§ III. *De l'anxiété vitale.*

Nous désignons sous ce titre un état nerveux que les auteurs ont décrit sous le nom d'*anxiété précordiale.* Il consiste dans le sentiment intérieur d'un malaise indéfinissable qui semble porter une atteinte profonde à la vie, et en particulier à la vie du cœur. Ce symptôme résulte d'une perturbation profonde dans les fonctions du système nerveux ganglionnaire, qui, comme nous l'avons dit, anime les grands centres de la vie, et en particulier le cœur, les poumons et les organes digestifs, etc.

Elle présente des degrés différents, depuis une simple inquiétude vague et indéfinie que le malade éprouve sur son état jusqu'au sentiment d'angoisse mortelle qui précède et accompagne l'agonie.

On reconnaît l'anxiété vitale à l'agitation extrême qu'éprouve le malade : ainsi il ne peut tenir dans aucune position, il se découvre, il veut se lever, s'habiller, prendre des aliments, etc.

L'anxiété vitale ou précordiale se manifeste constamment dans la période extrême des maladies aiguës, fébriles ou inflammatoires qui affectent les poumons, le cœur ou les organes digestifs. On l'observe toujours dans la forme ataxique des fièvres typhoïdes. C'est à ce sentiment d'angoisse mortelle indéfinissable que les malades éprouvent qu'il faut rattacher le délire et les agitations convulsives qui rendent leurs derniers moments si pénibles. Aussi ce symptôme, qui n'est autre qu'une défaillance de la vie, est-il constamment accompagné d'un cortége effrayant de mauvais symptômes, et il est l'avant-coureur de la mort.

TROISIÈME SECTION.

SIGNES FOURNIS PAR LA CIRCULATION.

L'état de la circulation dans les maladies se reconnaît par le pouls et par la chaleur vitale.

§ Ier. *Du pouls comme base du pronostic.*

Comme nous écrivons pour des personnes étrangères à la médecine, et que ce chapitre est principalement destiné à les éclairer sur l'issue probable des maladies, nous croyons devoir insister sur l'étude du pouls, car le pouls est le *thermomètre de la vie*. Cela est si vrai, que lors même que dans les maladies tous les signes extérieurs ou apparents seraient bons, lorsque l'état du malade est même en apparence très-satisfaisant, si le pouls est petit, fréquent et irrégulier, le malade est dans le plus grand danger; s'il persiste dans cet état et qu'il ne se relève pas, c'est que les forces vitales chez lui sont épuisées, et s'il décline de plus en plus, il faut se hâter, car il est près de sa fin.

C'est pourquoi nous disons que le pouls fait la base du pronostic, et afin de mettre nos lecteurs à portée d'en apprécier toute la valeur, nous allons leur apprendre d'abord à tâter le pouls, puis nous leur indiquerons en quoi consiste le pouls normal, car il doit servir de point de comparaison pour juger convenablement de son état dans le cas de maladie.

Manière de tâter le pouls. — Pour bien apprécier le pouls d'un malade, l'observateur fait tirer du lit le bras qui est le plus rapproché de lui, il le met dans une demi-pronation, c'est-à-dire il place le bord cubital du bras sur le plan du lit, puis après il cherche le pouls. On le trouve près du poignet. Il se sent le long du radius dans l'espace compris entre cet os et le bord saillant des tendons du poignet. Lorsqu'on l'a trouvé, on place la pulpe des doigts indicateur, medius et annulaire sur le trajet de l'artère, qui représente une ligne droite dans l'espace précité. Pour bien apprécier son état, les doigts doivent tous être placés de niveau sur l'artère, de manière que tous sentent bien ses battements, et qu'on puisse facilement les compter. De plus, pour apprécier son degré de force ou de faiblesse, on appuie un peu la pulpe des doigts sur l'artère, de manière à la comprimer légèrement : si la pulsation semble se développer sous la pression, le pouls est fort, plein et résistant; si au contraire il se déprime et qu'il s'efface même sous une pression modérée, il est faible, petit ou vide.

Le pouls présente encore à l'observation du médecin des nuances diverses et des modifications qui lui indiquent la tendance des mouvements critiques qui s'opèrent dans les maladies (135). La connaissance des crises par le pouls décèle dans le médecin qui la possède le talent d'un profond observateur ; mais ce talent rare et précieux est rarement connu et surtout apprécié. Lors donc qu'on voit un médecin prédire à l'avance une crise qui va avoir lieu soit par une épistaxis (171), soit par des sueurs, soit par les urines ou par les évacuations diarrhéiques, on doit croire à son talent, car il possède un tact médical exquis; ce médecin ne devrait pas avoir besoin pour être connu et apprécié de faire briller tout le clinquant qui, de nos jours, fait plutôt le mérite de l'homme qu'un vrai talent. Ces moyens d'ailleurs sont au-dessous de lui, et il répugne à sa conscience de les employer.

Du pouls normal. — Le pouls de l'homme en pleine santé doit servir de point de comparaison pour apprécier la valeur du pouls dans l'état de maladie. A l'état normal, le pouls présente des pulsations molles, souples, très-régulières, assez fortes et bien dessinées, c'est-à-dire que chaque pulsation vient frapper mollement la pulpe des doigts, laissant après elle un intervalle de repos net et bien tranché. — Chez l'adulte le nombre de pulsations est de 60 à 70 par minute; chez le jeune enfant on en compte de 90 à 100; chez le vieillard il peut descendre à 50.

Dans l'état de santé parfaite, le pouls présente ordinairement beaucoup de variation dans divers moments de la journée; ainsi, immédiatement après le repas, il est plus concentré ; après un exercice actif, il est plus développé et plus accéléré ; une émotion l'agite, etc.

— Pour bien juger de l'état du pouls, c'est le matin à jeun et au lever qu'il faut l'explorer.

Beaucoup d'individus, quoique dans l'état de santé, présentent néanmoins un pouls irrégulier et même parfois intermittent : cela tient à des causes très-variées que le médecin peut seul reconnaître. Il est donc utile de le consulter à cet égard ; car le pouls irrégulier et surtout intermittent annonce un désordre dans la circulation dont il importe beaucoup de traiter la cause, c'est le seul moyen d'opposer une barrière aux progrès lents et insensibles de maladies qui plus tard deviendront incompatibles avec la vie. Chez les individus d'un tempérament nerveux ganglionnaire et surtout chez les mélancoliques (63), le pouls est presque toujours dérangé sans qu'il existe aucune maladie ni lésion organique : c'est pourquoi les hypocondriaques, qui se tâtent continuellement le pouls, se croient toujours malades (209).

§ II. *Du pouls dans l'état de maladie.*

Dans les maladies, plus le pouls s'éloigne de l'état normal, plus la maladie est grave. Sous le rapport du pronostic, il faut considérer sa faiblesse, son irrégularité et surtout sa fréquence.

1° *Pouls faible.* — Le pouls est faible quand les pulsations se font à peine sentir aux doigts qui le touchent, et lorsqu'elles s'effacent ou disparaissent pour peu qu'on comprime l'artère. — Le pouls est naturellement faible chez les vieillards, comme aussi après la maladie, alors que la convalescence s'établit. — Il est faible dans la dernière période des maladies chroniques, et dans ce cas il dénote une faiblesse générale et un profond épuisement des forces vitales.

Le pouls faible s'observe également dans les maladies aiguës, mais le pronostic qu'on en doit tirer varie suivant la période de la maladie à laquelle on l'observe, suivant aussi la nature des causes qui peuvent le produire : ainsi, au début d'une maladie fébrile, il est moins grave que vers la fin, et s'il se manifeste à la suite d'évacuations abondantes, soit par des sueurs, soit par des selles, il se relève ordinairement après qu'elles sont passées. Il en est de même lorsque cette faiblesse est la conséquence d'une saignée ou d'une hémorrhagie, après que le sang est arrêté.

Vers la fin des maladies, pour juger de la valeur de ce signe, il faut observer les symptômes concomitants : ainsi, si le pouls devient faible et qu'il conserve sa régularité sans augmenter beaucoup de fréquence, et si en même temps on observe de bons signes, ceux qui accompagnent ou qui suivent les bonnes crises (135), on peut se rassurer sur la position du malade, car ordinairement il est alors hors de danger, et l'on voit dans ce cas le pouls se relever bientôt après.

Mais lorsque le pouls est faible et qu'en même temps il est petit, fréquent et irrégulier, il annonce toujours du danger, et ce danger est en raison de la manifestation des mauvais symptômes dont nous avons parlé plus haut et de ceux que nous avons encore à signaler.

2° *Pouls irrégulier*. — Ce pouls consiste dans l'irrégularité des pulsations, qui sont inégales quant à leur force et surtout quant aux intervalles qui les séparent. Ainsi le pouls irrégulier présente à étudier 1° le *pouls inégal*. C'est celui qui offre des pulsations fortes et d'autres faibles. Ce pouls n'a rien de grave ; il annonce en général une tendance vers les crises ; — 2° le *pouls intermittent*. Il consiste dans l'absence d'une pulsation qui manque par intervalles ; on l'observe souvent chez les vieillards sans qu'ils soient malades. Dans les maladies, lorsque les intermittences sont rares et s'il n'est pas en même temps faible et fréquent, il n'annonce rien de grave, et pour le médecin, il est souvent l'indice du besoin des évacuations ; mais lorsque les intermittences sont fréquentes, si en même temps il est petit, faible et fréquent, il dénote un grand danger, et avec de mauvais symptômes, il indique que le malade est près de sa fin ; — 3° Enfin le pouls est surtout irrégulier lorsque les pulsations sont séparées par des intervalles inégaux. — Ce pouls s'observe dans les maladies nerveuses, et en particulier dans les palpitations. Dans ce cas il est ordinairement sans danger. — Au début des inflammations douloureuses, il indique une grande souffrance, et bien qu'il ne soit pas alors d'un fâcheux pronostic, on peut craindre pour l'avenir. (Voy. *Inflammations séreuses*, 176.) — Mais dans la dernière période des fièvres graves, lorsque le pouls est non-seulement irrégulier, mais si de plus il est fréquent et qu'on voie apparaître de mauvais symptômes, il annonce un grand danger. — Enfin le pouls très-irrégulier, très-petit, très-fréquent est un des symptômes qui précèdent ou accompagnent l'agonie.

3° *Pouls fréquent.* — Nous avons dit que le pouls normal chez l'adulte présente 60 à 70 pulsations par minute. Dans les maladies fébriles il dépasse toujours ce nombre, et il marque depuis 80 jusqu'à 150 et même plus. — Déjà dans le chapitre sur la fièvre nous avons signalé le danger du pouls fréquent, mais il est à propos d'y revenir.

Le pronostic qu'on doit tirer de la fréquence du pouls varie d'après le nombre des pulsations et surtout d'après la période de la maladie ; ainsi le pouls qui donne 120 pulsations au début d'une maladie fébrile ne présente aucun danger, pourvu que cette fréquence ne continue pas, et c'est ce qui arrive ordinairement; mais si après avoir donné 100 pulsations au début il s'élève à 110 puis à 120, et qu'à une période plus avancée il vienne à dépasser ce nombre, alors il indique toujours du danger, car il est la preuve la plus évidente que la résistance vitale s'affaiblit.

Nous avons déjà fait remarquer (138) qu'à mesure que le pouls prend de la fréquence il perd de sa force et de sa régularité; c'est pourquoi, lorsqu'il est arrivé à 130, le danger augmente toujours en raison du nombre des pulsations. — Cependant, relativement au pronostic, il faut tenir compte de la cause qui peut occasionner cette fréquence; c'est ainsi qu'une émotion ou le déplacement du malade peuvent momentanément augmenter la fréquence du pouls sans qu'il y ait pour cela plus de danger; car peu après que la cause a cessé d'agir, il reprend son état antérieur.

C'est donc la persistance d'une grande fréquence qui constitue le danger dans les maladies, et lorsqu'il arrive à 140, il est à la fois petit, faible et irrégulier, et alors on observe en même temps d'autres mauvais symptômes, qui placent le malade dans le plus grand danger; mais lorsqu'il est descendu à 150, on peut croire le malade sans espoir. Sur mille malades qui présentent ce pouls, on n'en voit peut-être pas un seul revenir à la santé. On dit alors que le *pouls est misérable*, *vermiculaire* ou *filiforme*; il précède ou accompagne l'agonie. — Lorsqu'il est arrivé à ce point, il disparaît même souvent à l'artère radiale, et il arrive un moment où on ne peut plus le compter, et la vie s'éteint avec le pouls.

§ III. État de la chaleur vitale.

Dans les maladies, le degré de la chaleur vitale donne la connaissance du degré de la force vitale ; elle est donc, comme le pouls, le thermomètre de la vie. Ainsi au début d'une maladie fébrile ou inflammatoire la chaleur du corps est presque toujours supérieure à celle de l'état de santé, à cause de la réaction générale qui s'opère alors dans l'organisme, et elle est en raison de l'intensité de cette réaction et par suite de l'augmentation du mouvement de la vie dont elle est la conséquence.

Signes favorables. — Lorsque la maladie se termine par la guérison et après la cessation de la fièvre et la disparition des symptômes de la maladie, l'équilibre se rétablit entre toutes les fonctions et le calme revient après l'orage ; alors la chaleur vitale reprend son degré normal ; ceci est un des signes les plus évidents de la convalescence ; on le reconnaît à l'état de la peau, qui est halitueuse, souple et douce au toucher (135).

Signes du danger. — Mais lorsque la maladie est grave l'état de la chaleur vitale indique souvent le degré de gravité qu'elle présente. C'est ainsi que dans les inflammations très-aiguës et dans les fièvres, c'est un mauvais signe lorsque la chaleur ardente qu'éprouve le malade coïncide avec l'absence de la soif. — C'est encore un mauvais signe lorsque le malade éprouve une chaleur intérieure très-grande et qu'il a en même temps une soif inextinguible. — Il est en grand danger lorsque cette chaleur intense s'accompagne du refroidissement des extrémités (des pieds et des mains). Ce refroidissement est moins grave s'il coïncide avec un redoublement fébrile ; il est très-grave s'il persiste pendant la réaction.

Signes mortels. — Dans la période extrême des fièvres graves et vers l'époque de la terminaison fatale de toutes les maladies, la chaleur vitale s'abaisse en raison de la circulation, et à mesure que le pouls s'affaiblit la chaleur abandonne le corps; c'est ainsi que nous avons déjà signalé comme d'un très-fâcheux pronostic l'abaissement de la température de la langue et celle de l'air exhalé par la respiration. Alors à mesure que la vie abandonne l'organisme, on constate le refroidissement successif des pieds et des mains, des oreilles, du nez, des lèvres, qui en même temps prennent une teinte pâle, livide ou violacée; alors aussi l'air expiré est froid. — Cette absence complète de la chaleur vitale indique que la vie abandonne l'organisme. Aussi c'est avec raison qu'on a identifié la *chaleur avec la vie* et le *froid avec la mort.*

QUATRIÈME SECTION.

SIGNES FOURNIS PAR LA RESPIRATION.

L'état de la respiration est d'une grande valeur dans le pronostic des maladies aiguës. Il en fait la base dans les maladies du larynx et des poumons; mais pour bien apprécier la valeur de ces signes il faut les comparer avec l'état naturel de la respiration. Ainsi, à l'état normal, elle est régulière, libre et facile; dans l'état de repos, l'homme adulte respire dix-huit à vingt fois par minute; sous l'influence d'un exercice actif ou des émotions morales, la respiration augmente de quatre à cinq inspirations, mais elle revient à son type dès que la cause a cessé d'agir.

Dans les maladies, la respiration présente des modifications diverses très-importantes à étudier par rapport au pronostic. Ainsi elle peut être plaintive, anxieuse, douloureuse, bruyante, râlante, suffocante, courte ou fréquente.

1° *Respiration plaintive.* — Très-ordinaire chez les enfants et chez les sujets nerveux, elle n'annonce pas ordinairement le danger, surtout au début de leurs maladies; mais chez les individus forts et robustes, c'est souvent un symptôme grave. Il exprime une grande souffrance; il est un signe de danger. Cependant il faut pour établir le pronostic dans ce cas tenir compte des habitudes du sujet et des symptômes concomitants.

2° *Respiration anxieuse.* — Elle est caractérisée par l'anxiété que le malade éprouve en respirant ; elle accompagne toujours la respiration douloureuse, comme dans la pleurésie; mais elle peut aussi se manifester sans douleur, comme on l'observe dans beaucoup de maladies nerveuses : ainsi elle est particulière aux accès d'asthme, à la coqueluche, etc., et dans ces cas elle n'indique aucun danger. — On la retrouve dans les maladies chroniques des organes de la respiration, telles que la laryngite et le catarrhe chronique, la phthisie, les épanchements dans les plèvres, etc. Dans tous ces cas elle est un symptôme grave, et elle signale un grand danger pour la vie. Si elle s'accompagne de suffocation, le danger est imminent. — Dans les inflammations aiguës des plèvres ou des poumons, c'est toujours un symptôme grave ; mais il cède dès que la cause, c'est-à-dire la douleur, a cédé à une médication appropriée.

Dans les fièvres graves, lorsqu'elle se manifeste à une période avancée de ces fièvres, elle s'accompagne toujours de mauvais symptômes, et le danger qu'elle présente est en raison de l'état du pouls et des symptômes concomitants.

3° *Respiration douloureuse.* — La douleur qui se manifeste pendant l'inspiration, si elle est accompagnée de fièvre, est le symptôme de la pleurésie. Dans ce cas, elle peut signaler du danger ; car, comme nous l'avons vu, elle peut amener un épanchement dans les plèvres (179). La douleur de côté sans fièvre appartient au rhumatisme ; elle est sans danger (175). — Dans le premier cas, la respiration est à la fois douloureuse et anxieuse ; dans le second, elle est seulement douloureuse.

Lorsque la douleur apparaît à une période avancée d'une maladie aiguë fébrile, elle indique qu'il s'est opéré une *métastase* (transport du principe de la maladie) sur les plèvres, et elle dénote un grand danger.

4° *Respiration bruyante.* — Sous ce nom, nous désignons celle dans laquelle l'air produit un bruit en passant par le larynx. Elle indique que le passage de l'air est rétréci. — Elle est particulière au croup et aux maladies qui s'en rapprochent (149). Très-ordinaire chez l'enfant, ce symptôme est d'une grande gravité. Il est plus rare chez l'adulte ; il est aussi moins grave. — En général, la respiration bruyante ne tarde pas à être suivie d'accès de suffocation, et dès lors la vie est en danger.

5° *Respiration râlante.* — Elle est caractérisée par un espèce de gloussement ou de gargouillement qui se passe dans la poitrine ; elle est particulière au catarrhe des bronches ; elle indique que ces canaux de l'air sont engorgés ou embarrassés par les mucosités. L'air en passant les déplace avec bruit, c'est ce qui produit les différents râles à l'aide desquels le médecin peut reconnaître différentes affections de poitrine.

Lorsque le râle est général et qu'il s'accompagne de fièvre, il indique une maladie grave ; s'il s'accompagne d'étouffement ou même de suffocation, sans aucun déplacement du malade, il est dans le plus grand danger. — Tant que le malade possède encore assez de force pour expectorer, il peut en revenir; mais dès qu'il n'a plus la force d'expulser les crachats qui obstruent les canaux de l'air, il est sans espoir. — L'agonie commence avec un râle incessant qui s'accompagne de sueurs froides ou chaudes, mais visqueuses (collantes), soit partielles, soit même générales. Alors le pouls devient filiforme, et les traits sont décomposés.

6° *Respiration suffocante.* — Lorsque les malades sont en proie aux accès de suffocation, ils sont en général en danger de perdre la vie; mais pour établir convenablement le pronostic, il faut en connaître la cause. Si la suffocation est le résultat d'un accès d'asthme ou d'un accès d'hystérie (158), il n'y a aucun danger; elle cesse avec l'accès nerveux qui la produit; mais si elle reconnaît pour cause un obstacle au passage de l'air, tel qu'un rétrécissement du larynx ou l'engouement des bronches, alors elle présente un grand danger, et si on ne parvient à enlever l'obstacle, la mort ne tarde pas à frapper le malade.

7° *Respiration courte ou fréquente.* — La respiration est fréquente lorsque les mouvements respiratoires sont plus rapprochés que dans l'état de santé. Nous avons dit plus haut que l'adulte bien portant respire 18 à 20 fois par minute; le jeune enfant respire 25 à 30 fois. Partant de cette donnée, la respiration sera fréquente toutes les fois qu'elle dépassera, en maladie, 25 fois chez l'adulte et 35 fois chez le jeune enfant.

La respiration fréquente s'observe dans toutes les maladies des voies respiratoires, soit aiguës, soit chroniques; elle constitue l'*oppression*. — Elle s'accélère sous l'influence de la fièvre indépendamment de la lésion de ces organes; mais sous le rapport du pronostic, on ne peut juger de la valeur de ce symptôme que par le degré de fréquence qu'elle présente et d'après les autres symptômes qui s'observent simultanément. D'ailleurs, la fréquence de la respiration se rencontre avec toutes les modifications que nous venons de passer en revue : ainsi la douleur, l'anxiété, la suffocation, les râles divers s'observent constamment avec la fréquence des mouvements respiratoires, et on conçoit que dans ces cas plus la respiration est fréquente, plus aussi le danger est grand ; ainsi on peut dire que le malade est en danger lorsqu'elle dépasse 30 ; il est en grand danger lorsqu'elle dépasse 35 ; si elle arrive à 40, il est très-mal ; mais il faut tenir compte de l'âge et des causes qui peuvent accélérer momentanément la respiration, telles qu'une émotion ou le mouvement. De plus, on comparera aussi les autres symptômes, et en particulier l'état du pouls.

Nous avons déjà parlé d'un signe précieux fourni par la respiration, c'est le refroidissement de l'haleine. Ainsi tant que l'air expiré présente une chaleur ordinaire au sortir des poumons, la maladie peut être fort grave, mais le malade peut en revenir ; tandis que s'il est déjà refroidi, il est en grand danger lors même qu'il ne présenterait pas de mauvais signes extérieurs. Dans ce cas, le pouls décline rapidement à mesure que la chaleur vitale s'abaisse, et lorsque l'air expiré est tout à fait froid, le pouls est misérable et on peut à peine le compter. Cet état est voisin de l'agonie, et lors même que le malade possède ses facultés, il est néanmoins près de sa fin.

CINQUIÈME SECTION.

SIGNES PROGNOSTIQUES FOURNIS PAR LES ORGANES DIGESTIFS.

Les organes digestifs et leurs fonctions fournissent à l'observateur des signes prognostiques tirés de la douleur, du météorisme abdominal, de l'état de la langue, des vomissements et de la diarrhée.

1° *Douleur*.—Les douleurs lancinantes dans le ventre sont les symptômes d'une inflammation grave (*péritonite*). Les crampes d'estomac sont très-graves lorsqu'elles sont assez violentes pour produire la décomposition des traits et l'affaissement du pouls; car, pour peu qu'elles durent un certain temps, elles peuvent amener rapidement la mort. Il en est de même des coliques que l'on connaît sous le nom de coliques cordelées; elles sont le symptôme de l'étranglement d'une anse intestinale; elles sont mortelles si on ne parvient à en faire cesser la cause.

2° *Météorisme*. — On désigne sous ce nom le ballonnement du ventre; il consiste dans la distension exagérée des intestins par la présence des gaz. Dans les maladies aiguës ou chroniques le météorisme est toujours un symptôme grave; il peut être ou non accompagné de diarrhée; si elle est involontaire et surtout fétide, le malade est dans un grand danger. Ce symptôme, très-ordinaire dans la période avancée des fièvres typhoïdes et des inflammations intestinales, indique, en général, un grand affaissement de la résistance vitale, et il s'accompagne presque toujours d'une foule de mauvais symptômes. Lorsqu'il s'est développé lentement, il présente moins de gravité, mais s'il survient tout à coup il est fort grave.

3° *État de la langue.* — On peut croire que la maladie est grave lorsque la langue est sèche, fendillée et recouverte d'une couche brune (*enduit fuligineux*) qui s'étend aux gencives, aux dents et même aux lèvres. Lorsqu'avec une langue sèche et même brune, le malade n'a pas soif, il est en danger; il en est de même lorsqu'après avoir tiré sa langue pour la faire voir, il oublie de la rentrer. Enfin, lorsqu'elle a perdu sa chaleur naturelle et qu'elle paraît froide au doigt de l'observateur qui la touche, le malade est alors sans espoir : ce symptôme coïncide avec l'haleine froide et le pouls filiforme.

4° *Vomissements.* — Au début des maladies aiguës fébriles, ils n'indiquent rien de fâcheux, à moins qu'ils ne soient incoercibles. Dans ce cas ils annoncent une profonde perturbation et ils épuisent rapidement les forces. S'ils paraissent dans une période avancée de la maladie, pour juger de leur valeur dans le pronostic, il faut examiner les signes qui les accompagnent; ainsi il peut former une *bonne crise*, et dans ce cas le malade est immédiatement soulagé après avoir vomi cinq ou six fois des matières bilieuses, et il entre immédiatement en convalescence. Il ne faut pas s'effrayer si, à la suite de ces vomissements, le malade éprouve une défaillance.

Mais lorsqu'après les vomissements le malade n'est nullement soulagé, s'ils se renouvellent avec violence, s'ils s'accompagnent de mauvais signes, ils sont très-dangereux, à moins qu'on ne parvienne à les arrêter en faisant cesser la cause qui les produit; car alors ils sont le symptôme d'une inflammation ou d'un étranglement.

Enfin, lorsque les matières vomies sont mêlées de sang, ou même si c'est du sang tout pur, le malade est en danger. Il en est de même si c'est de la bile noire ou d'un vert très-foncé, comme dans l'ictère (*jaunisse*); si ces matières sont mélangées de matières stercorales, le cas est fort grave et presque toujours mortel. Tous ces cas de vomissements sont constamment accompagnés de mauvais signes, tels que des défaillances, et même des syncopes, de petites sueurs, le refroidissement, la petitesse du pouls, etc. Les forces sont anéanties et les traits décomposés; si la réaction est impossible, le malade est près de sa fin.

5° *Évacuations, Diarrhée. Signes favorables.* — Dans toutes les maladies les selles modérées de bonne nature sont un signe favorable. Ainsi, plus elles se rapprochent de l'état ordinaire, plus elles sont convenables. Lorsqu'après avoir été abondantes et très-liquides, elles deviennent plus rares et plus consistantes, assez semblables à de la purée, elles sont critiques et annoncent un état meilleur. Cependant, à une époque avancée de la maladie, lorsqu'il se manifeste de bons signes, s'il survient six à huit évacuations bilieuses et muqueuses, mélangées ou non de matières stercorales, elles sont critiques et favorables. Les selles critiques sont toujours copieuses et abondantes; elles sont suivies de soulagement, et sous leur influence l'état du malade s'améliore rapidement.

Diarrhée non critique ou *défavorable.* — Les évacuations abondantes qui surviennent spontanément au début des maladies fébriles brisent rapidement les forces, et si elles ne peuvent être arrêtées, elles annoncent du danger. Les selles copieuses qui surviennent à une époque avancée de la maladie peuvent être de mauvaise nature, et dans ce cas elles s'accompagnent de mauvais signes, elles fatiguent le malade et épuisent ses forces; or elles sont nuisibles et même dangereuses, surtout lorsqu'on ne peut parvenir à les arrêter; ainsi, lorsqu'elles sont fluides, séreuses, mélangées de bile ou de matières stercorales, ou bien lorsqu'elles sont grumeleuses ou écumeuses, rendues en petite quantité, et surtout si elles sont involontaires et fétides, le malade est en grand danger; il faut dans ce cas tenir compte des symptômes concomitants.

Diarrhée colliquative et mortelle. — A une époque avancée des fièvres graves, ou bien encore vers l'époque de la terminaison fatale des maladies chroniques, les malades sont ordinairement pris d'une diarrhée très-abondante qu'on ne peut arrêter par aucun moyen. Cette diarrhée épuise rapidement le reste de leurs forces, et lorsqu'elle se manifeste, leur état s'aggrave considérablement. Cette diarrhée n'est autre qu'une fonte rapide des tissus organisés qu'on a désignée sous le nom de *colliquation;* aussi, sous son influence, les malades maigrissent et s'affaissent à vue d'œil. Dans les fièvres graves, les déjections sont souvent involontaires et d'une odeur cadavéreuse insupportable. Elles ressemblent tantôt à des lavures de boyaux, tantôt elles sont vertes et poracées, d'autres fois elles sont noires et mêlées de sang. Cette diarrhée colliquative s'accompagne des mauvais signes que nous avons indiqués, et le danger qu'elle présente est en raison de l'état du pouls et de la chaleur vitale.

SIXIÈME SECTION.
SIGNES FOURNIS PAR L'EXAMEN DES FONCTIONS DÉPURATRICES ET DES PRODUITS EXPULSÉS.

Dans cette section, nous avons à étudier la valeur du pronostic relatif aux sueurs, aux urines, aux crachats et aux abcès.

APPENDICE.

§ Ier. *Des sueurs.*

Dans tout le cours de cet ouvrage, nous avons signalé la peau comme étant l'organe dépurateur par excellence de l'économie ; mais c'est surtout dans l'état de maladie que la transpiration est une fonction dépuratrice large et puissante ; mais toutes les crises qui se font par cette voie ne sont pas également favorables : ainsi il y a de bonnes sueurs qui sont véritablement critiques et qui enlèvent le principe de la maladie; mais aussi il y en a de médiocres, de mauvaises et même de pernicieuses ou funestes.

1° *Sueurs favorables* ou *critiques*. — On désigne sous le nom de sueur critique celle qui se manifeste avec de bons signes et un pouls fort et convenable; elle coïncide avec un redoublement, et elle arrive un jour qui signale une période de la maladie. Ces jours ont été désignés sous le nom de jours critiques; ces jours sont : le 7e, le 14e, le 20e ou le 21e, le 27e et le 34e. Dans les autres jours, tels que le 4e, le 9e, le 11e, le 17e et le 24e jour, etc., elles sont en général moins favorables, et il est rare qu'elles jugent ou enlèvent la maladie.

On reconnaît une sueur critique aux caractères suivants : elle est complète, c'est-à-dire que le malade sue également par tout le corps, et que la sueur est copieuse et abondante. Dans ce cas, la peau est chaude, souple et humide; il s'exhale de toute la surface du corps une vapeur abondante qui mouille bientôt non-seulement son linge de corps, mais qui pénètre souvent ses couvertures et traverse même quelquefois son matelas. Cette sueur critique peut durer depuis six heures jusqu'à douze et même vingt-quatre. Pendant toute sa durée, le malade doit bien se garder, ainsi que nous l'avons dit (136), de s'agiter ou de s'éventer ; car si elle s'arrêtait trop tôt, il n'en éprouverait plus de soulagement. Après qu'elle est passée, le malade est faible, mais il est soulagé, on voit alors se manifester les signes évidents de la convalescence. Ils sont l'indice le plus certain du retour à la santé.

2° *Sueurs médiocres.* — Nous désignons sous ce nom celles qui sont incomplètes et qui n'enlèvent qu'une partie de la maladie, car il en faut d'autres pour la juger complétement. Ces sueurs sont moins abondantes que les précédentes ; elles se terminent plus tôt, et après qu'elles ont cessé le malade est loin d'être guéri ; elles ne reparaissent ordinairement qu'au bout de quatre jours. Elles indiquent des longueurs et elles préparent des rechutes.

3° *Sueurs mauvaises.* — Ces sueurs font partie des mauvais symptômes ; elles indiquent toujours du danger. Ce sont : 1° les *sueurs partielles*, et en particulier celles qui ne se montrent qu'à la tête, à la face, au cou et au creux de l'estomac; 2° les *petites sueurs*, qui paraissent et disparaissent sans raison comme des bouffées de chaleur ; 3° celles pendant lesquelles le malade éprouve des horripilations et même des frissons ; 4° les sueurs épaisses, visqueuses ou collantes, c'est-à-dire qui font adhérer la peau aux doigts qui la touchent. — En général ces sueurs sont d'un mauvais augure dans les maladies, et le pronostic qu'on en doit tirer repose sur la valeur des symptômes concomitants.

4° *Sueurs funestes.* — Ce sont celles qui annoncent que le malade est dans un état qu'on peut appeler désespéré. Ce sont : 1° les petites sueurs qui s'accompagnent du refroidissement des extrémités (des pieds et des mains), etc. ; 2° les sueurs visqueuses chaudes et même excessives, comme celles qui dans certains cas précèdent ou accompagnent l'agonie ; 3° les sueurs visqueuses froides, soit partielles, soit générales ; dans ce cas la peau se refroidit graduellement à mesure que la sueur augmente. Toutes ces espèces de sueurs sont l'indice certain de la défaillance de la vie. — Elles dénotent un profond épuisement des forces vitales ; aussi sont-elles constamment accompagnées des plus mauvais symptômes du côté de la circulation et de la respiration ; et lorsque le malade, dans cet état, possède encore sa connaissance, il ne tarde pas à là perdre et à tomber dans l'agonie.

§ II. *Des urines.*

Favorables. — Dans les maladies fébriles et inflammatoires, plus les urines se rapprochent de l'état naturel, plus elles sont favorables. — Lorsque après avoir été d'une couleur rouge, épaisses, troubles et formant un dépôt assez semblable à de l'argile ou à de la brique pilée, elles redeviennent vers la fin des maladies d'une belle couleur, et qu'elles laissent déposer par le refroidissement un dépôt ou sédiment blanc, rosé, léger, assez semblable à un peu de farine délayée, elles sont critiques et favorables ; elles annoncent le retour à la santé ; on observe souvent avec les urines critiques la diarrhée ou les sueurs également critiques ; dans ce cas le malade guérit plus promptement.

Défavorables. — Tant que les urines sont rendues en petite quantité et qu'elles sont très-fortes en couleur, briquetées ou assez semblables à l'urine de jument, il ne faut pas compter sur le mieux qui peut quelquefois se manifester, car il n'a pas coutume de durer longtemps. — Plus elles deviennent brunes, plus l'état du malade s'aggrave. — Les urines blanches et pâles annoncent des rechutes.

Funestes. — Les urines huileuses ou grasses à leur surface sont très-mauvaises. Elles coïncident avec d'autres mauvais symptômes. — Lorsqu'elles deviennent noires et fétides, elles sont mortelles, car elles annoncent une décomposition profonde. On les observe vers l'époque de la terminaison fatale des fièvres typhoïdes.

§ III. *De l'expectoration.*

L'expectoration forme la crise naturelle des maladies aiguës qui affectent les poumons. — Les crachats sont un des symptômes dans le catarrhe et dans l'inflammation des poumons, et leur aspect présente des signes prognostiques d'une grande valeur.

1° *Dans le catarrhe.* — C'est à la nature de l'expectoration qu'on reconnaît la période de cette maladie à l'état aigu (186). — Dans le catarrhe suffocant, on peut juger de sa gravité lorsque les crachats sont remplis de bulles d'air et que l'expectoration est difficile et non suivie de soulagement.

2° *Dans la pneumonie* (inflammation). — L'expectoration est caractéristique; ainsi les crachats sont composés de sang et de mucus mélangés de telle manière qu'ils présentent une couleur rouge brun ; ils sont, comme on le dit, *rouillés.* Dans cette maladie, c'est sur la couleur des crachats que repose en grande partie le pronostic.

Crachats favorables. — Au début de la maladie, s'ils sont bien mélangés, d'une couleur peu foncée ; si l'expectoration est facile et suivie de soulagement, l'inflammation est légère et sans aucune gravité. — Lorsque après avoir été d'un brun assez foncé et très-épais, ils redeviennent moins foncés et plus fluides, si alors l'expectoration devient plus facile et plus rare et qu'elle soit suivie de soulagement, c'est l'indice certain du retour vers la convalescence.

Crachats mauvais. — Les crachats d'un rouge brun, foncés, visqueux, gluants et tenaces sont toujours très-mauvais. Lorsqu'ils sont très-bruns et d'une couleur qui se rapproche de celle du jus de pruneaux, s'ils sont en même temps rares, épais et très-adhérents au vase, ils dénotent un grand danger. — On observe en même temps des symptômes très-graves du côté de la respiration et du pouls. — Si alors le malade perd ses forces et qu'il ne puisse plus expectorer, si la respiration est très fréquente, l'haleine froide et le pouls misérable, le malade est près de sa fin.

§ IV. *Dépôts et abcès.*

Les abcès ou dépôts d'humeur qui se font sous la peau vers l'époque de la terminaison des maladies aiguës sont en général critiques et favorables; mais pour cela il faut que la tumeur s'enflamme et que le pus se forme promptement. — Dès qu'il est formé, il doit être évacué par une ouverture pratiquée à cet effet.

Des parotides. — On appelle parotides des tumeurs siégeant à la face ou au cou, dans le voisinage de l'oreille. Elles se manifestent comme crises dans les fièvres typhoïdes graves. Aussi lorsqu'elles passent en deux ou trois jours à la suppuration, elles sont très-favorables ; si au contraire elles ne s'enflamment pas, qu'elles s'affaissent ou disparaissent au lieu de suppurer, il s'opère alors une métastase qui est souvent mortelle (135).

FIN.

TABLE ANALYTIQUE

DES MATIÈRES.

PREMIÈRE PARTIE.

INTRODUCTION.

But de l'ouvrage. — La santé et une longue vie. — Division de la vie en six âges ou époques. — Plan de l'ouvrage, divisé en deux parties. La première s'occupe des moyens de conserver la santé; la seconde s'occupe de l'hygiène de l'homme malade. — Loi générale de l'*harmonie universelle*. — Elle est le but de la création; application de cette loi à la santé et à la durée de la vie. — De la famille. — Elle rentre dans la loi de l'harmonie, et l'homme y trouve les plus puissants éléments de la santé et d'une longue vie. — De la santé. — Elle repose sur l'harmonie des fonctions de l'organisme, p. 1 à 12.

PROLÉGOMÈNES.

PRINCIPES DE PHYSIOLOGIE APPLICABLES A L'HYGIÈNE.

De l'organisme humain. — Des organes et des appareils ou systèmes organiques. — Fonctions des organes et des appareils. — Division des fonctions. — 1° *Fonctions vitales* : innervation, circulation, respiration. — 2° *Fonctions nutritives* : digestion et nutrition. — 3° *Fonctions dépuratrices* principales : transpiration, sécrétion urinaire, sécrétion biliaire, p. 13 à 28.

De la *force vitale*. — Elle préside à l'accomplissement des fonctions organiques. — Elle est *conservatrice* dans l'état de santé. — Elle est *médicatrice* dans l'état de maladie. — Son mode d'action et sa résistance. — Elle diffère essentiellement de la force physique, p. 29 à 32.

HYGIÈNE.

MOYENS DE CONSERVER LA SANTÉ.

PREMIÈRE ÉPOQUE DE LA VIE.

1re ENFANCE. — Premiers soins. — Conseils aux mères et aux nourrices, p. 33 à 42.

2ᵉ ENFANCE et ADOLESCENCE. — *Education physique, morale et intellectuelle.* — Loi générale sur laquelle repose l'éducation. — Application de cette loi, p. 42.

1ʳᵉ SECTION.— HYGIÈNE DE L'ENFANCE ET DE L'ADOLESCENCE, p. 44.

§ I. — *Développement et accroissement du corps.*— 1° Du *régime* des enfants. — Son influence sur la santé; inconvénients d'un régime mal dirigé; dangers des stimulants alcooliques, p. 44 à 46. — 2° *Exercice actif* essentiel à la santé et au développement du corps. — Règles hygiéniques. — Nécessité de la surveillance pendant les jeux des enfants, p. 46. — 3° *Insolation.* — Elle est indispensable pour la vie et pour la santé. — Preuve de cette assertion, p. 47.

§ II. — *Accroissement de la résistance vitale*, p. 48. — Loi générale sur laquelle repose le développement de cette force de résistance. — 1° Influence de la *chaleur* et du *froid*, p. 49. — 2° Influence de la *fatigue*, p. 50. — 3° Influence des *privations*, p. 52. — Du pouvoir de l'habitude sur le développement de la résistance vitale; faits à l'appui; règles hygiéniques, p. 52 à 53.

2ᵉ SECTION. — DÉVELOPPEMENT MORAL ET INTELLECTUEL. — PRINCIPES DE L'ÉDUCATION, p. 54.

§ I. — *Développement du sens moral*, p. 55. — 1° *Direction des sentiments naturels.* — Elle fait la base de l'éducation morale des enfants. — Son importance. — Elle doit commencer dès le berceau. — Influence extraordinaire de la direction imprimée au premier sentiment sur la vie, la santé et l'avenir de l'homme, p. 55 à 57.— 2° *Perversion des sentiments naturels.* — Causes diverses. — Effets sur la vie, la santé et l'avenir des enfants. — De la direction morale imprimée dès le jeune âge résultent deux principes opposés : l'*amour moral* et l'*amour de soi* ou l'*égoïsme.* — Ces deux principes deviennent l'un ou l'autre le mobile de nos actions. — Leur influence sur la vie individuelle, sur la famille et sur la société, p. 57 à 62.

§ II. — *Développement de l'intelligence*, p. 62.— Apparition successive des différentes facultés, et en particulier de la volonté, du jugement et de la *raison.* — La rectitude du jugement est la condition d'une raison supérieure. — De la capacité intellectuelle propre à chacun. — Du *génie.* — Perfectibilité de l'âme. — Elle repose sur la loi de l'harmonie. — La *raison* et l'*instinct* considérés comme les deux principes moteurs de l'âme humaine. — Passage de BOSSUET qui explique parfaitement les contradictions de notre nature, p. 62 à 67. — *Application de ces principes.* — 1° Sous le rapport moral. — Direction des enfants dans le premier âge. — Direction dans la seconde enfance et pendant l'adolescence. — Application de l'*autorité.* — Conditions qui la rendent efficace ; ses effets par rapport à la vie et à la santé; ses effets sous le rapport moral. — Direction après l'âge de raison, p. 67

— 2° *Application sous le rapport de l'intelligence.* — Base de l'éducation intellectuelle. — Le jugement est la plus essentielle des facultés ; sur lui repose toute la force morale de l'homme. — Principe fondamental de l'éducation intellectuelle. — Application de ce principe au développement progressif des facultés de l'intelligence, p. 70 à 73.

DEUXIÈME ÉPOQUE DE LA VIE.
LA PUBERTÉ.

C'est l'âge critique de la jeunesse. — Dangers qu'elle présente. — Moyens de les prévenir. — Signes généraux ; signes particuliers à chaque sexe. — Son influence sur le développement du sens moral et de l'intelligence, p. 73 à 76.

De l'onanisme. — Ses causes ; ses effets sur la vie et sur la santé ; ses effets sur le moral et sur l'intelligence. — Moyens préventifs. — Moyens curatifs. — Heureuse influence de la religion. — Du mariage comme moyen auxiliaire, p. 76 à 83.

De la débauche prématurée. — Ses causes ; ses effets sur la vie et sur la santé ; son influence sur la durée des nations, p. 83.

Préjugé fatal à la jeunesse, p. 85.

TROISIÈME ÉPOQUE DE LA VIE.
LA JEUNESSE.

Tableau de la jeunesse. — Dangers relatifs à cette période orageuse de la vie. — Moyens de les éviter. — Du *mariage*. — Il est le but de la création. — Conseils aux jeunes gens des deux sexes. — Moyens de développer la constitution physique et morale, p. 86 à 89.

Étude des tempéraments. — Moyens de se former un bon tempérament. — Différence entre la constitution et le tempérament. — Division : 1° Tempéraments simples, — sanguin, — athlétique, — lymphatique, — bilieux, — nerveux et ses deux formes. — 2° Tempéraments mixtes ou composés de plusieurs ; par exemple, le nerveux associé à tous les autres. — Le mélancolique résulte du tempérament nerveux sympathique exagéré uni au bilieux. — Causes qui les développent. — Traits physiques et moraux de chaque tempérament. — Leur influence sur la santé et sur l'avenir de l'homme. — Maladies auxquelles ils prédisposent, p. 89 à 105.

QUATRIÈME ÉPOQUE DE LA VIE.
L'AGE VIRIL.

Tableau de l'âge viril. — Deux ordres de causes peuvent déranger la santé : causes morales ; causes antihygiéniques.

Iʳᵉ DIVISION. — CAUSES MORALES, p. 106.

1ʳᵉ SECTION. — INFLUENCE DU SENS MORAL DROIT. — Du lien de famille.—Sentiments sur lesquels il repose.—Ils sont la condition essentielle de la santé et du bien-être de l'homme et de la femme. — Leur influence sur la durée de la vie individuelle, p. 107.

Des obligations de la famille, et en particulier du *travail*. — Il est une loi de la nature et un besoin de l'organisation. — Conditions du travail. — Son influence nuisible lorsqu'il est exagéré. — Nécessité du repos un jour par semaine, p. 108 à 110.

2ᵉ SECTION. — INFLUENCE DU SENS MORAL PERVERTI OU DES PASSIONS, p. 110. — Elles ont toutes pour point de départ le principe *égoïste*. — Elles résultent pour la plupart des vices de l'éducation. — Elles sont le fruit des mauvaises habitudes. — *Etude des passions* : amour malheureux, — libertinage, — colère, — envie et jalousie, — haine et vengeance, — orgueil et ambition, — avarice, — paresse, — gourmandise, — ivrognerie, p. 111 à 139. — Cette étude comprend leurs causes, leur mode de développement, leur influence sur la santé et sur la durée de la vie, leur influence sur les facultés de l'âme, leurs conséquences sur l'avenir de l'homme, sur la famille et sur la société. — *Médecine des passions*. — Elle est basée sur les principes religieux. — Moyens préventifs. — Moyens curatifs.

IIᵉ DIVISION. — CAUSES ANTIHYGIÉNIQUES.

1ʳᵉ SECTION. — INFLUENCES EXTÉRIEURES, p. 140.

§ I. — *De l'air atmosphérique.* — Son influence sur la santé. — Des miasmes. — Action de la température, de l'état hygrométrique et électrique, p. 140 à 144.

§ II. — *Des saisons.* — Leur influence sur la santé. — Maladies. — Moyens de les éviter. — Régime et précautions hygiéniques, p. 144 à 150.

2ᵉ SECTION. — MOYENS DE NEUTRALISER LES INFLUENCES EXTÉRIEURES NUISIBLES, p. 151.

§ I. — *Habitation.* — *Règles hygiéniques.*

§ II. — *Vêtements.* — *Division.* — *Règles hygiéniques.* — Des corsets; leurs avantages, leurs inconvénients, p. 155.

§ III. — *Soins de propreté.* — Lotions, bains, renouvellement du linge, p. 156.

3ᵉ SECTION. — EXERCICE ET REPOS, p. 158. — Leurs effets sur le physique et sur le moral. — Du travail considéré comme exercice. — *Des professions*, divisées en cinq classes. — Leur influence sur la vie et sur la santé. — Maladies. — Régime et précautions hygiéniques relatifs à chaque classe, p. 161 à 165. — Conseils particuliers aux hommes d'étude, p. 166.

4º SECTION. — BESOINS ORGANIQUES.

1º *La veille et le sommeil* — Leur nécessité alternative; leur influence sur la santé. — Des veilles de la nuit. — Du repos de la nuit, p. 169 à 171.

2º *La faim et la soif.*— Préceptes de l'hygiène relatifs à ces besoins, p. 172 à 175. — *Aliments et boissons.* — Classification d'après leur nature et leurs effets sur l'organisme, p. 176. — Règles hygiéniques relatives aux boissons fermentées, p. 190. — Règles hygiéniques relatives à l'usage des aliments, p. 192.

3º *Besoins d'excrétion*, p. 200.

§ I. — *La défécation.* — Son importance. — Conseils à ce sujet. — Dangers de la constipation. — Moyens de la prévenir, p. 200 à 204.

§ II. — *Emission de l'urine.* — Conseils, p. 204.

§ III. — *Du mariage*, considéré comme besoin organique. — Conseils aux personnes mariées. — Dangers de l'abus. — Cas dans lesquels il est nuisible, p. 205 à 208.

CINQUIÈME ÉPOQUE DE LA VIE.

AGE DE RETOUR.

Loi générale sur laquelle repose la déclinaison de la vie. — Usure graduelle des organes. — Causes qui hâtent la déclinaison de la vie, p. 209 à 214.

Moyens de prolonger la durée de la vie. — Principes généraux. — Application de ces principes : 1º sous le rapport du climat et des saisons; 2º sous le rapport du travail et des privations; 3º sous le rapport du régime; 4º sous le rapport des habitudes et des passions; 5º par rapport aux organes faibles; 6º par rapport à la présence dans l'organisme de vices ou virus divers, p. 214 à 218.

Influence de l'âge de retour sur l'existence de la femme. — Importance de la menstruation par rapport à la santé, p. 219. — *De l'âge critique.* — Signes indicateurs. — Modifications qu'il apporte dans l'organisme.— Son influence sur la santé et sur la vie. — Conseils aux femmes arrivées à l'âge de retour, p. 219 à 226.

SIXIÈME ÉPOQUE DE LA VIE.

LA VIEILLESSE.

1º *Vieillesse verte.* — Effets de l'âge sur l'organisme. — Conseils généraux. — Nécessité de modifier les anciennes habitudes, et même de les supprimer. — Conseils hygiéniques relatifs à l'état actuel des forces et de la résistance vitale. — Conseils aux vieillards valétudinaires.

2° *Vieillesse caduque.* — Tableau de la vieillesse caduque. — Signes de la décrépitude. — État général des fonctions vitales, nutritives et dépuratrices. — État des facultés morales et intellectuelles. — Comparaison du vieillard caduc avec l'enfant. — Cercle de la vie. — Conseils hygiéniques, p. 230 à 235.

Tableau de la mort naturelle, p. 235.

Durée de la vie. — Longévité. — Durée ordinaire. — Centenaires. — Causes de la longévité; indépendantes de la volonté de l'homme; dépendantes de sa volonté, p. 239 à 242.

Résumé général de l'hygiène. — Influence du pouvoir de l'habitude sur la santé et sur la durée de la vie. — Son influence sur le développement de la constitution, du tempérament; sur le caractère, sur la physionomie, sur les impulsions de l'instinct et sur les facultés de l'intelligence. — Les bonnes habitudes font la bonne santé. — Les mauvaises habitudes font la mauvaise santé. — Résumé des conseils relatifs à l'enfance, à la jeunesse, à l'âge viril, à l'âge de retour et à la vieillesse, p. 243 à 251.

SECONDE PARTIE.

HYGIÈNE DE L'HOMME MALADE.

INTRODUCTION.

But de cette seconde partie. — Division des maladies d'après les âges, p. 253. — *Notions générales.* — De la maladie, p. 256. — Maladies aiguës fébriles. — Périodes. — Conseils hygiéniques relatifs aux périodes, p. 257 à 269. — De la nature médicatrice, ses attributs et ses lois, p. 269. — Influence de la nature du principe morbifique sur l'issue des maladies. — Influence des causes débilitantes. — Influence des peines morales, p. 270 à 273. — Notions sur la fièvre, p. 275. — De la fièvre maligne, p. 277. — Des indispositions. — 1er ordre : Indispositions légères, p. 281. — 2e ordre : Indispositions ou maladies spontanées, caractères, effets curatifs et non curatifs; dangers, marche, conseils, p. 284 à 291.

MALADIES DE L'ENFANCE.

1° *Dépendantes de la dentition.* — Influence de la dentition sur la vie des enfants. — Moyen d'éviter les maladies qui s'y rattachent, p. 292. — De la *fièvre cérébrale*, p. 294. — De la *fluxion de poitrine*, p. 296. — Conseils relatifs à ces deux graves maladies, p. 296.

2° *Indépendantes de la dentition.* — Fièvre muqueuse de l'enfance.

— Vers intestinaux. — Coqueluche. — Croup. — Conseils relatifs à ces maladies, p. 297 à 303.

3° *Fièvres éruptives.*—Scarlatine.—Rougeole.—Variole, ses caractères, sa gravité.—Préjugés.—Conseils, p. 304 à 313.—De la *vaccine*, son importance, son action préservatrice. — Préjugés. — Gourmes et croûtes; leur action préservatrice, p. 313 à 316.

MALADIES DE LA JEUNESSE.

1° *Dépendantes de la croissance.* — Fièvre lente nerveuse, p. 317. —Chlorose ou pâles couleurs, p. 318.

2° *Maladies héréditaires.*—Hystérie, p. 320.—Maladies scrofuleuses, p. 323.—Généralités, causes ; moyens de les prévenir. - Engorgements des glandes.—Rachitisme, tumeurs articulaires, p. 328 à 330.—Phthisie tuberculeuse, causes, marche, curabilité de la phthisie lente, conseils hygiéniques, p. 332.

MALADIES DE L'AGE VIRIL.

1re SECTION.—MALADIES PAR EXCÈS DE SANG.—Signes de la pléthore, moyens de l'éviter, conseils aux pléthoriques, p. 344.—Apoplexies et paralysies, p. 347. — Congestion aux poumons et au cœur, p. 350. — Hémorrhagies actives. — Conseils relatifs aux pertes de sang abondantes, p. 353.—Hémorrhagies favorables à la santé, p. 355.

2e SECTION. — MALADIES PAR SUPPRESSION DE LA TRANSPIRATION, p. 357.

1° *Affections rhumatismales.* — Rhumatismes et ses différentes formes.—Conseils aux rhumatismants, p. 359.—Inflammations rhumatismales. — Généralités. — Inflammation du cerveau, p. 365.—Du cœur, p. 367. — Des poumons, p. 369. — Des intestins, p. 370.

2° *Affections catarrhales*, p. 372.—Généralités.—Conseils.—Ophthalmie, p. 375.—Coryza, p. 376.—Grippe, p. 377.— Bronchite, p. 379. —Esquinancie, p. 382.— Diarrhée catarrhale, p. 383.—Catarrhe vésical, p. 384.

3e SECTION.—MALADIES PAR EXCÈS ALCOOLIQUES.—Causes.—Tremblement.—Délire.- Démence et paralysie générale.—Empoisonnement et combustion spontanée.—Lésions organiques du cœur, de l'estomac. — Maladies diverses. — Effets de l'habitude des excès alcooliques sur l'issue des maladies, p. 386 à 392. — Traitement hygiénique.—Abstention brusque. — Abstention graduelle, p. 394 à 399. — Conseils aux jeunes gens. — Beau trait de la vie du général Cambronne, p. 400.

4e SECTION. —MALADIES CAUSÉES PAR LES EXCÈS VÉNÉRIENS. — Débilité générale, p. 401. — La *syphilis*. — Ses effets sur l'organisme. — Moyens d'y remédier. — Préjugés. — Conseils, p. 403.

5ᵉ SECTION. — MALADIES PAR ÉCARTS DE RÉGIME ET EXCÈS DANS LE TRAVAIL.—Généralités.—Règles hygiéniques pour les éviter, p. 411.— Embarras gastrique, p. 413.—Dyspepsies, p. 415.—Cardialgie, p. 417. — Fièvre muqueuse, p. 419. — Fièvre bilieuse, p. 423. — Fièvre typhoïde, p. 424.

MALADIES DE L'AGE DE RETOUR.

1° Lésions du cœur, causes, moyens de les éviter, p. 420 ;
2° Maladies *goutteuses*.—Nature et causes, formes diverses, marche et terminaisons, indispositions curatives ; moyens préventifs ; conseils aux goutteux, p. 432 ;
3° Maladies *cancéreuses*. — Nature et causes; mode de développement et marche; caractères d'après le siége; moyens préventifs; hygiène de l'organe prédisposé, p. 441 ;
4° Maladies *mentales*. — *Hypocondrie*. — Nature, causes morales et organiques; signes précurseurs; caractère essentiel; traits physiques et moraux; marche, durée et terminaison; conseils hygiéniques; moyens préventifs, p. 454. — *Folie*, causes, effets sur l'organisme, terminaison, conseils hygiéniques; moyens préventifs, p. 464.

MALADIES DE LA VIEILLESSE.

1ʳᵉ SECTION. — MALADIES DE LA VIEILLESSE VERTE — Généralités, p. 469. — Apoplexie et paralysie passive, 471. — Catarrhe pulmonaire, p. 473. — Hydropisie, p. 476.

2ᵉ SECTION. — MALADIES DE LA VIEILLESSE CADUQUE. — Généralités. — Atonie des organes digestifs. — Atonie du système nerveux. — Tremblement. — Paraplégie, 482 à 484.

TABLEAU DE LA MORT ACCIDENTELLE.

1° *Mort subite* par le cerveau. — 2° Mort subite par le cœur (*syncope*).—3° Mort subite par les poumons (*asphyxie*).—Premiers secours à donner dans ces cas.—Moyen efficace pour rappeler la vie, p. 486.
Signes de la mort. — Dangers des inhumations précipitées, p. 491 à 493. — Faits à l'appui.

DES MATIERES. 535

APPENDICE.

PETIT TRAITÉ DU PRONOSTIC.

1re SECTION. — ASPECT GÉNÉRAL DU MALADE. — Signes favorables, signes dangereux, signes mortels, p. 496 à 498.

2e SECTION. — SIGNES FOURNIS PAR LES FONCTIONS DU SYSTÈME NERVEUX, p. 499.

§ I. — *Du délire :* nerveux, inflammatoire, ataxique, p. 499 à 500.

§ II. — *Des convulsions :* nerveuses, inflammatoires, ataxiques, p. 501 à 502.

§ III. — *De l'anxiété vitale ou précordiale.* — Ses degrés, sa gravité et ses dangers, p. 503.

3e SECTION. — SIGNES FOURNIS PAR LA CIRCULATION, p. 503.

§ Ier. — Du pouls comme base du pronostic. — Manière de tâter le pouls. — Du pouls à l'état normal, 504 à 507.

§ II. — Du pouls dans l'état de maladie. — Faiblesse. — Irrégularité — Fréquence, p. 507 à 511.

§ III. — De la chaleur vitale. — Signes favorables, dangereux, mortels, p. 511 à 512.

4e SECTION. — SIGNES FOURNIS PAR LA RESPIRATION. — Respiration anxieuse, plaintive, douloureuse, bruyante, râlante, suffocante, courte ou fréquente, p. 512 à 516.

5e SECTION. — SIGNES FOURNIS PAR LES ORGANES DIGESTIFS. — Douleur abdominale. — Météorisme. — État de la langue. — Vomissements. — Diarrhée, p. 517 à 520.

6e SECTION. — SIGNES FOURNIS PAR L'EXAMEN DES FONCTIONS DÉPURATRICES.

§ Ier. — *Des sueurs* favorables, mauvaises, mortelles, p. 520 à 523.

§ II. — *Des urines* favorables, mauvaises, mortelles, p. 523 à 525.

§ III. — *De l'expectoration* bonne et mauvaise, p. 524.

§ IV. — *Des abcès ou dépôts,* p. 525.

FIN DE LA TABLE ANALYTIQUE.

L'AMI
DES HOMMES

OU EXPOSÉ SIMPLE

DES MOYENS DE CONSERVER LA SANTÉ

ET DE PROLONGER AUTANT QUE POSSIBLE LA DURÉE DE LA VIE,

PAR

M. LE DOCTEUR PÉTRON.

TRAITÉ
D'HYGIÈNE ET DE MÉDECINE

APPLIQUÉ A TOUS LES AGES DE LA VIE
ET MIS A LA PORTÉE DE TOUTES LES CONDITIONS SOCIALES.

SECONDE PARTIE.

PARIS
1853

Paris. Typographie Plon frères, Imprimeurs de l'Empereur, rue de Vaugirard, 36.

www.ingramcontent.com/pod-product-compliance
Lightning Source LLC
Chambersburg PA
CBHW050158230526
45470CB00001B/147